眼科常见病与
手术规程

主编 李沭岩 梁 敏 简 瑞 王 超

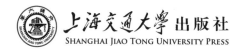
上海交通大学 出版社
SHANGHAI JIAO TONG UNIVERSITY PRESS

内容提要

本书首先对眼科常用检查方法及常用手术技术进行了较为详细的阐述，然后对眼科常见疾病的病因、病理、临床表现、诊断、鉴别诊断、治疗及预防等进行了重点论述。本书不仅适用于眼科学专业人员使用，对其他专业临床医师也有参考价值。

图书在版编目（CIP）数据

眼科常见病与手术规程 / 李沭岩等主编. --上海 ：
上海交通大学出版社，2023.10
　　ISBN 978-7-313-27836-4

　　Ⅰ. ①眼… Ⅱ. ①李… Ⅲ. ①眼病－诊疗②眼外科手
术 Ⅳ. ①R77

　　中国版本图书馆CIP数据核字（2022）第254839号

眼科常见病与手术规程
YANKE CHANGJIANBING YU SHOUSHU GUICHENG

主　　编：李沭岩 梁 敏 简 瑞 王 超
出版发行：上海交通大学出版社
邮政编码：200030
印　　制：广东虎彩云印刷有限公司
开　　本：710mm×1000mm 1/16
字　　数：217千字
版　　次：2023年10月第1版
书　　号：ISBN 978-7-313-27836-4
定　　价：158.00元

地　　址：上海市番禺路951号
电　　话：021-64071208

经　　销：全国新华书店
印　　张：12.5
插　　页：2
印　　次：2023年10月第1次印刷

编委会 ——————— BIANWEIHUI

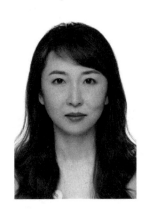

李沭岩

毕业于吉林大学白求恩医学部第二临床医学院眼科学专业，现就职于上海中医药大学附属第七人民医院眼科，上海中医药大学讲师，硕士生导师，现任上海市医学会眼科分会视觉康复学组委员、上海市中西医结合学会眼科专业委员会委员、上海市中医药学会眼科分会委员、上海市住院医师规范化培训结业综合考核中医考官。擅长眼科疾病的诊治。发表论文10篇，出版著作4部，承担科研课题4项。

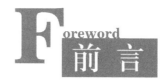

前　言

　　眼科学是研究人类视觉器官疾病发生、发展及其防治的专门学科,有着很强的专业特点。随着国内外眼科医学的飞速发展,眼科学的新理论、新技术和新设备的不断涌现,使得眼病的基础理论研究、临床诊断和治疗均取得了巨大的进步。同时,人们对眼科医疗服务的需求也不断增加,这些都对眼科医师提出了更高的要求。对于终日忙于临床诊疗工作的广大眼科医师,特别是青年医师来说,能在较短的时间内查询到所需要的资料,尤为重要。因此,编写一本既有基本理论知识和基本技能,又能反映当代眼科进展的较全面的眼科类书籍是十分必要的。基于以上考虑,我们特邀具有丰富眼科临床经验的专家们,参考了国内外相关专著及论文,编写了《眼科常见病与手术规程》一书。

　　本书首先对眼科常用检查方法及常用手术技术进行了较为详细的阐述,然后对眼科常见疾病的病因、病理、临床表现、诊断、鉴别诊断、治疗及预防等进行了重点论述。本书内容丰富新颖、资料翔实,将眼科基本理论、基本技能与临床实践完美结合,融科学性、系统性、先进性、实用性与启发性于一体,具有很强的可操作性,对于规范我国眼科检查和治疗以及技术操作,提高医疗质量具有重要的指导作用,不仅适用于眼科学专业人员使用,对其他专业临床医师也有参考价值。

　　尽管在本书编撰过程中,各位编者做出了巨大的努力,对稿件进行了多次认真的修改,但由于编写经验不足,加之编者日常工作繁重、编写时间紧张、编写经验有限,书中出现的各种疏漏甚或谬误之处恳请广大读者见谅并望批评指正,以便再版时修正完善。

《眼科常见病与手术规程》编委会
2022 年 12 月

Contents 目 录

眼科常用检查方法

第一节 一般检查

眼部的一般检查应在良好的照明下，系统地按顺序进行。最好采用自然光线，配合聚光灯和放大镜。应注意以下几点：①养成先右后左，从外到里的检查习惯，以免记录左右混淆或遗漏。②如患者有严重的刺激症状，可先滴1％丁卡因1～2次后再作检查。③患儿哭闹不合作，应固定头部，必要时用拉钩拉开眼睑进行检查。④检查时操作要轻，不要压迫眼球，尤其对眼外伤、角膜溃疡等患者更须小心，以免眼球穿破，眼内容物脱出。⑤遇有化学伤时，应先立即作结膜囊冲洗，并去除结膜囊内存留的异物，然后再进行系统检查。⑥每次检查后要消毒双手，尤其在检查感染性眼病后，应严格消毒双手，以防止交叉感染。

一、眼眶及眼球

眼眶检查应注意有无炎症、肿瘤和外伤等。眼眶急性炎症常有明显疼痛，体温升高和全身不适等症状，并有眼睑红肿、结膜水肿。水肿的球结膜可遮盖整个角膜，或脱出于睑裂外，眼球可以突出，活动受限或完全固定，局部可有压痛。应进一步鉴别是眼眶浅在性炎症，还是眶深部炎症。对于有外伤史的患者要注意检查眼眶及其周围组织有无伤口和异物。

眼球检查应注意眼球大小、眼球突出度和眼位等。

眼球增大见于水眼（先天性青光眼）、牛眼（后天性婴儿青光眼）、角膜或巩膜葡萄肿等。眼球缩小见于眼球萎缩，先天性小眼球。

眼球突出是眼眶肿瘤和眶血管异常的主要症状。首先应观察眼球突出的方向，检查眼球的运动，并进一步用手指沿眶缘向眶深部触诊；若扪及肿块，则应注意有无压痛，是实质性还是囊性，以及表面是否光滑。还要观察眼球突出是否为搏动性,或是间歇性,局部按压或头位改变是否影响突出度。动静脉瘘(颈内动脉和海绵窦沟通)常导致搏动性突眼,而眶静脉曲张则常与间歇性突眼有关。

眼球突出度测定方法是先粗略对照两眼相互位置,推测眼球是否突出,然后进一步用 Hertel 突眼计,以测定眼球突出度。医师和患者相对而坐,取突眼计平放于患者眼前,将两内侧端凹面分别支撑在两眼眶外侧壁前缘上,患者向前平视,医师从第一反射镜中观察角膜顶端与第二反射镜中所示的毫米数的相当位置,作为眼球的突出度数记录下来,同时还应记下眶距的毫米数。以便用同一眶距标准进行复查。我国人正常眼球突出度是男性为 13.76 mm,女性为13.51 mm,平均值为 13.64 mm。眶距男性为 99.3 mm,女性为 96.7 mm,平均为98.0 mm,两眼突出度一般相差不超过 2 mm。

眼球内陷少见,多由眶骨骨折或交感神经损伤所致,前者有明确的外伤史,可通过 X 线眼眶摄片明确诊断;后者则是 Horner 综合征的一部分。

对有斜视的患者要检查是内斜还是外斜,斜度多少,是共同性还是麻痹性。注意有无眼球震颤,震颤的方向(水平性、垂直性、旋转性)、振幅和速度(快相、慢相)。

二、眼睑

检查眼睑应注意有无先天异常,眼睑位置和睑缘的改变,同时观察睑皮肤、睫毛和眉部的情况。

检查眼睑位置时,应注意两侧是否对称,睑裂大小如何,有无睑裂闭合不全、睑球粘连,眼睑退缩或痉挛;上睑是否下垂,有无上、下睑内翻、外翻,有无倒睫、睫毛乱生、秃睫,并了解其发生原因;睫毛根部有无充血、鳞屑、溃疡,还应注意睫毛和眉毛的色泽有无改变。

正常睑裂宽度在两眼平视时,约为 7.5 mm,遮盖角膜上缘约 2 mm;上、下睑应平服地附贴于眼球表面。对上睑下垂的患者,应观察瞳孔被上睑遮盖的程度,并用如下方法测定提上睑肌的功能情况:用两拇指紧压双侧眉弓部,阻止额肌帮助睁眼的动作,然后在睁眼的尝试下,观察睁眼的程度。如完全不能睁眼则为完全性上睑下垂;如仍能不同程度地睁眼,则为部分性上睑下垂。先天性上睑下垂与重症肌无力引起的上睑下垂,亦要很好地鉴别。

最后尚应观察眼睑皮肤有无红肿、溃疡、瘘管、皮疹、瘢痕、脓肿、肿块,以及有无水肿、皮下出血、皮下气肿等情况。

三、泪器

泪器包括分泌泪液的泪腺和排出泪液的泪道两部分。

泪腺位于眶外上方,分为较大的眶部泪腺和较小的睑部泪腺。正常时泪腺不能触及,只有在炎症、肿瘤或脱垂时,方可用手指由眶外上方向后向上触及;将上睑近外眦部尽可能向外上方牵引时,也可暴露肿大的睑部泪腺,炎症时尚可有压痛。

泪腺的功能为分泌泪液,泪液分泌减少或者组成成分异常可引起干眼症。诊断干眼症常采用 Schirmer 试验和检查泪膜破裂时间。

泪道检查应注意有无炎症、肿瘤,以及是否通畅。

检查泪囊部应注意有无红肿、压痛、瘘管,有无囊性或实质性肿块。指压泪囊部时,如有泪水、黏液或脓液从泪小点反流出来,则说明存在慢性泪压泪囊部时,如有泪水、黏液或脓液从泪小点反流出来,则说明存在慢性泪囊炎和鼻泪管阻塞情况。根据黏、脓液反流的多寡,可粗略地估计泪囊囊腔的大小。

鼻泪管开口于下鼻道,可由于鼻腔病变而被阻塞,引起泪溢,因此对泪溢患者,应了解鼻腔情况。眼部方面,应注意下睑和泪小点位置是否正常。如泪小点位置正常,可用下述方法检测泪道是否通畅:滴有色液体于结膜囊内(如 1%～2%荧光素或 25%弱蛋白银),同时塞棉片于同侧鼻腔内,1～2 分钟后,嘱患者作擤鼻动作,如鼻腔内棉片染色。则说明泪道通畅;如不染色,则应进一步冲洗泪道,以确定后者的阻塞部位。

四、结膜

结膜按解剖部位分成睑结膜、球结膜和穹隆结膜。

为了对结膜各部位进行详尽检查,必须学会并熟练掌握上睑翻转法。翻转上睑可用单手或双手操作。

(一)单手法

先嘱患者向下看,医师将示指放在睑板上缘,拇指放在睑缘中央稍上方,两指轻轻挟提上睑皮肤,在示指向下压的同时,拇指向前上方翻卷,就可使上睑翻转,然后把睑皮肤固定于眶骨上缘,注意不要压迫眼球。

(二)双手法

先嘱患者向下看,检查者在用一手的示指和拇指挟提上睑缘中央部皮肤往上翻卷的同时,用另一手示指或棉棒,对准睑板上缘,将其向下压迫,即可将上睑翻转过来。

在大多数情况下,只有单手法遇到困难时(如患者欠合作,上穹隆过短,上睑板肥厚,眼球内陷等),才采用双手法。

为了暴露下睑结膜和下穹隆部结膜,只需将下睑向下牵引,同时嘱患者向上看即可。但如果要暴露上穹隆部结膜,则需要在用一手翻转上睑后,嘱患者向下注视,用另一手的拇指,由下睑中央把眼球轻轻往上推压,同时将上睑稍向上牵引,使上穹隆部结膜向前突出。

检查球结膜时,只要用拇指和示指把上下睑分开,然后嘱患者向上、下、左、右各方向注视,各部分球结膜就能完全暴露。

小儿常因眼睑紧闭,检查时,需要家长协助,即医师与家长面对面坐着,将患儿两腿分开,仰卧于家长双膝上,家长一面用两肘压住患儿双腿,一面用手握住患儿两手,医师则用双膝固定患儿头部,以两手拇指,分别在上、下睑板的近眶侧处,轻轻向后施加压力,就可使上、下睑翻转,暴露睑结膜,以至穹隆部结膜。

检查结膜时应注意其颜色、透明度、光滑性,有无分泌物、肿块和异物等情况。

睑结膜在正常情况下可透见部分垂直走行的小血管和睑板腺管,后者开口于近睑缘处。上睑结膜在距睑缘后唇约 2 mm 处,有一与睑缘平行的浅沟为睑板沟,此处较易存留异物。正常儿童睑结膜上可以看到透明的小泡状隆起为滤泡,成人很少看到。

检查穹隆结膜时还应注意有无结膜囊变浅、睑球粘连等。

临床上常见的球结膜充血需作鉴别,见表 1-1。

表 1-1 常见的 3 种球结膜充血鉴别

鉴别要点	结膜充血	睫状充血	混合充血
部位	越近穹隆部越明显	越近角膜缘越明显	波及全部球结膜
颜色	鲜艳	紫红	深红
形状	血管清楚,随球结膜而移动	血管模糊不清,不能被推动	血管模糊不清
临床意义	结膜炎症	角膜及眼球深部组织炎症	比较严重的角膜及眼球深部组织炎症或青光眼急症发作

五、角膜

角膜病变常以示意图来表示部位,分为周边部和中央部,前者可进一步以钟点位置加以表达。另外,也可将部位分为内上、内下、外上、外下 4 个象限以记录之。病变的深度可按角膜上皮层,前弹力层,基质浅层、中层和深层,后弹力层以及内皮层描述之。

检查角膜应注意其大小、弯曲度，有无角膜混浊，是水肿、浸润、溃疡，还是瘢痕，后者进一步分成云翳、斑翳和白斑。

正常角膜光亮透明。角膜的大小平均横径为 11 mm，垂直径为 10 mm。上角膜缘为 1 mm。一般以横径来表示其大小，<10 mm 者为小角膜，>12 mm 则为大角膜。

用聚光灯配合放大镜检查，角膜病变观察得更清楚，同时可发现细小的病变和细小异物。其操作方法是：一手用聚光灯照在角膜病变处，另一手拇指和示指拿一个 10 倍的放大镜，中指分开上睑，无名指分开下睑，开大睑裂，放大镜随意调节距离，以使焦点落在角膜病变处，这时角膜病变就显得大而清楚。这种检查方法简便有效，常被采用，亦常用此法来检查结膜、巩膜、前房、虹膜、晶状体等。

用裂隙灯显微镜检查，病变处可看得更清楚，并能确切了解病变的深浅和范围。

(一)角膜染色法

角膜染色法用以了解角膜有无上皮缺损。在结膜囊内滴一滴 2% 消毒荧光素钠溶液，然后用无菌生理盐水或抗生素滴眼液冲洗，正常时角膜透明光亮，如角膜上皮有缺损，病损处就被染成绿色。也可用无菌荧光素钠试纸，涂于下睑结膜，不需冲洗。

(二)角膜瘘管试验

如怀疑有角膜瘘管时，可在滴 2% 消毒荧光素钠溶液后，不加冲洗稀释，即用一手拇指和示指分开睑裂，同时轻轻压迫眼球，观察角膜表面，如发现有一绿色流水线条不断溢流，则说明有瘘管存在（角膜瘘管试验阳性），瘘管就在流水线条的顶端。

(三)角膜知觉试验

角膜感觉神经来自三叉神经(第Ⅴ对脑神经)的眼支，角膜知觉的降低或丧失，常是感觉神经受损的表现。检查角膜知觉的方法是：取消毒棉棒抽成细丝，将其尖端从侧面轻触角膜，避免被患者觉察或触及睫毛和眼睑，引起防御性瞬目而影响检查结果。如角膜知觉正常，则当棉絮触及其表面时，立即发生瞬目反应。如反应迟钝或消失，则可对角膜知觉的受损程度做出判断。如将双眼检查结果进行比较，更有助于得出正确结论。

Placido 圆盘检查法，是根据映照在角膜表面的影像来检查角膜弯曲度是否正常，有无混浊等情况。该盘直径为 20 cm 表面绘有黑白相间的同心圆环。中央有一小圆孔,有的孔内装上一块 6 个屈光度的凸透镜,盘侧装有手持把柄。检查时,患者背光而坐,检查者坐在患者对面约0.5 m距离,一手拿圆盘放在自己眼前,另一手的拇指示指撑开患者的上、下睑,通过圆盘中央的小孔观察角膜上所映照的同心环影像。

1.同心环形态规则

同心环形态规则表示角膜表面完整透明,弯曲度正常,为正常角膜。

2.同心环为椭圆形

同心环为椭圆形表示有规则性散光。

3.同心环出现扭曲

同心环出现扭曲表示不规则形散光。

4.同心环呈梨形

同心环呈梨形表示圆锥角膜。

5.同心环线条出现中断

同心环线条出现中断表示角膜有混浊或异物。

检查小儿角膜需家长或医护人员协助,方法同小儿结膜检查。也可置患儿于治疗台上,助手用两手固定患儿头部,两肘压住患儿两臂,检查者用眼睑拉钩拉开上、下眼睑,已暴露角膜(对角膜溃疡、角膜软化症或角膜外伤穿孔患者,在暴露角膜时,切忌对眼球施加压力,以免造成人为的角膜穿孔或眼内容物脱出)。如怀疑有角膜溃疡或角膜上皮缺损,可先用荧光素染色,然后暴露角膜。也可不用拉钩,用一手的拇指和示指或两手的拇指将上下睑缘轻轻分开,但不可使眼睑翻转,否则结膜可遮盖角膜,影响角膜的完全暴露。尤不可使用暴力,以防导致角膜穿孔。

六、巩膜

检查巩膜最好采用明亮的自然光线,检查者用手指分开被检眼的眼睑,令患眼向各方向转动,同时检查各部分的巩膜。

正常巩膜外观呈白色,在前部睫状血管穿过巩膜处,可呈青黑色斑点。小儿巩膜较薄,可透露葡萄膜色调而稍呈蓝色;老年人的巩膜色稍发黄。

检查巩膜应注意有无充血、黄染、结节、葡萄肿及压痛等。

七、前房

检查前房应注意其深浅度及其内容,必要时还须检查前房角。

正常前房的深度为 2.5～3 mm,又称前房轴深,是指角膜中央后面到虹膜或晶状体表面的距离。前房的深度可随着年龄的增长而变浅。在闭角型青光眼、白内障晶状体膨胀期、扁平角膜、虹膜前粘连或膨隆以及远视状态,前房一般较浅;而在先天性青光眼,开角型青光眼、无晶状体状态、圆锥角膜以及近视状态等,前房一般较深。

正常房水无色透明,当眼内发生炎症或外伤时,房水可变为混浊,透明度下降。轻度混浊,需用裂隙灯显微镜检查才能发现。混浊严重时,房水内出现棉絮状纤维素性渗出物或胶冻样渗出物,以及脓样积液或积血。

用裂隙灯显微镜检查,前房改变能看得更清楚。

八、虹膜

检查虹膜时,应双侧进行比较。注意其颜色、位置、纹理,有无色素脱落、萎缩、前粘连(与角膜粘连)、后粘连(与晶状体粘连),有无虹膜缺损、瞳孔残膜、根部断离、虹膜震颤,以及囊肿、肿瘤、异物、新生血管等。虹膜震颤检查:在裂隙灯显微镜下令患者上下或左右迅速转动眼球后向前注视,观察虹膜有无震颤现象。晶状体脱位或无晶状体眼常有虹膜震颤。

黄种人正常虹膜表面的颜色呈均匀的棕褐色,可因色素的多寡而有深浅差异。虹膜局限性的色素增殖可形成色素痣。正常的虹膜纹理清晰可见,但可因炎症充血肿胀而变为模糊。虹膜异色症和萎缩时色泽变淡,组织疏松,纹理不清。

九、瞳孔

检查瞳孔要注意其大小、位置、数目、形状,两侧是否对称,以及直接、间接对光反应等,并应双侧对照。

正常瞳孔呈圆形,直径一般在 2.5～4 mm,两侧对称,边缘整齐。瞳孔的大小与照明光线的强弱、年龄、调节、辐辏等情况有关。老年人和婴幼儿的瞳孔较小。当眼在弥漫光线照射下,注视远距离目标时,瞳孔直径<2 mm,称为小瞳孔,可为先天性、药物性或病理性。

瞳孔的扩大,也可以是药物性、外伤性或因眼内异物或交感神经兴奋、动眼神经麻痹、青光眼或视神经、中枢神经疾病所致。

瞳孔反应检查,在临床上具有重要意义。眼部疾病、视神经疾病以及中枢神经系统疾病均可能出现瞳孔反应的改变。常用的瞳孔反应检查有以下 4 种。

(一)直接光反应检查

令患者双眼向前注视,检查者用灯光对着瞳孔照射,注意瞳孔的反应,同时进行双侧比较,注意其对光反应的速度和程度。正常瞳孔在强光刺激下立即缩小,并能保持片刻,再稍放大些,两侧反应的速度和程度应是完全相同的,如反应迟钝或反应消失,则属于病态。

(二)间接光反应检查

令患者双眼向前注视,检查者用灯光照射一侧瞳孔,而注意对侧瞳孔的变化。在正常情况下,当光照射一侧瞳孔时,对侧瞳孔应同时缩小。如一眼失明,另一眼正常,失明眼瞳孔的直接光反应消失,而间接光反应则仍然存在;在正常眼,则瞳孔的直接光反应存在,而间接光反应消失。

(三)调节反应(或称辐辏反应)检查

检查者伸出一手指于患者的前正方,注意患者在注视由远而近移至其眼前的手指时所发生的瞳孔变化。在正常情况下,当手指移近至眼前时,患者双眼向内移动,同时两侧瞳孔也随之缩小。

(四)相对性传入性瞳孔障碍

相对性传入性瞳孔障碍亦称 Marcus-Gunn 瞳孔。一眼传入性瞳孔障碍时,用手电筒照射健眼,双眼瞳孔缩小,随即迅速移动手电筒照射患眼,见患眼瞳孔不但不缩小,反而扩大。

十、晶状体

检查晶状体时,最好充分散大瞳孔,注意晶状体表面有无色素,质地是否透明,位置是否正常(脱位或半脱位)以及晶状体是否存在等。

晶状体表面色素附着,如伴有虹膜后粘连或机化膜组织,为虹膜、睫状体炎症的后果。晶状体囊膜下的棕黄色色素颗粒沉着,为眼内铁锈症的表现;前后囊下皮质及后囊表面呈现黄色细点状沉着物,则为眼内铜锈症的表现。在晶状体中央区出现的细小孤立的色素沉着,不伴有机化组织及虹膜后粘连,一般属于先天性色素沉着的范畴。

晶状体失去其透明性而出现混浊时,称为白内障,瞳孔区域呈灰白色调。临床上,根据混浊的形态和部位、发病原因、发展过程,可将白内障分为各种类型和各种时期。

晶状体是否完全混浊,可通过虹膜投影检查法以确定之。用聚光电筒以 45°角斜射于瞳孔缘上,如晶状体尚未全部混浊而有部分透明皮质,则可在瞳孔区内见到由虹膜投射的半月形阴影;如晶状体已全部混浊,则投影检查为阴性。

晶状体是由悬韧带与睫状体发生联系而被固定在正常的位置上。正常位置发生改变时,称为晶状体脱位。

晶状体缺如称为无晶状体状态,可以是先天性或外伤性(由于囊膜破裂,导致晶状体的吸收),或为手术摘除的结果。

无晶状体的眼球,可见前房变深、虹膜震颤、眼底结构比正常显得缩小,因晶状体的放大作用已不存在。

通过裂隙灯显微镜检查,可更精确和细致地观察晶状体的病变。

十一、玻璃体

正常玻璃体是透明的,当积脓或有肿瘤侵入时,可引以起黄光反射;当有炎症、积血时可见玻璃体混浊,有时呈大片絮状,或机化组织。通过直接检眼镜转盘上的+8～+20屈光度的透镜,常可在玻璃体内发现各种形状的混浊物,或闪辉性结晶体。混浊物可随眼球的转动而摆动。较精确的玻璃体检查,需用裂隙灯显微镜来进行。后部的玻璃体,需用前置镜或三面棱镜进行检查。

十二、眼底

眼底检查在眼科中占有极其重要的地位。它的意义不仅限于对眼底病的诊断,还在于对全身疾病提供有益的线索。临床上采用的检眼镜可分为直接和间接两种。

检查眼底的顺序通常是先查视盘,然后查黄斑和其他部位。先让患者朝正前略偏内上方注视,以便先查视盘,然后将检眼镜光源稍向颞侧移动(约2个多乳头距离),或嘱患者正对光注视,以便窥视黄斑,最后将光源向眼各个不同部位移动,逐一检查,同时让患者眼球亦朝各相应方向转动,以示配合。

眼底病变的描述和记录:通常将眼底分为后极部和周边部;后者又可分为外(颞)上、外(颞)、外(颞)下、内(鼻)上、内(鼻)、内(鼻)下6个不同方位。或用时钟方位表达之。此外,也可将病变部位与视盘、黄斑或血管的位置和方向的关系记录下来。病变的大小和距离视盘的远近,通常是以视盘的直径(PD)为衡量单位。对于病变的隆起或凹陷程度,一般以屈光度数(D)表示之(3个屈光度约于1 mm)。比较简便明了的记录方法是将病变描绘在眼底示意图上。

(一)视盘

要注意其大小、颜色、形状,边缘是否清晰、有否凹陷或隆起。正常视盘边缘整齐,颜色淡橘红色(颞侧常较鼻侧淡些)。视盘呈圆形或椭圆形,直径约1.5 mm(也称为盘,用D表示),中央有一漏斗状凹陷,颜色较淡,是为生理性凹陷(也称为杯,用 C 表示),视盘杯盘的比值(C/D),是估测生理凹陷是否增大的常用指标,在青光眼的诊治中尤为重要。在凹陷底部有时可见灰暗斑点,代表视神经纤维通过巩膜筛板的小筛值(C/D),是估测生理凹陷是否增大的常用指标,在青光眼的诊治中尤为重要。在凹陷底部有时可见灰暗斑点,代表视神经纤维通过巩膜筛板的小筛孔。生理凹陷的大小与深度,各人不一;在正常情况下,凹陷范围一般不超过 1/2 视盘直径(C/D=0.5),且两侧相似(两侧差异一般在0.2 以内),否则为病理性凹陷。凹陷的扩大与加深常与眼压增高(青光眼)有关。在视盘颞侧边界有时可见色素或巩膜弧形斑。有时尚可在视盘附近的视网膜上见有羽毛状或火焰状的白色不透明组织,将部分视网膜血管遮盖,为有髓鞘神经纤维束(在一般情况下,眼底上视神经纤维是无髓鞘的,因此是透明的),为先天异常,常不影响视力。若视盘边界模糊、隆起,应考虑颅内压增高所致的视盘水肿或视盘炎、缺血性视盘病变,如色泽苍白,为视神经萎缩。

检查视网膜中央血管时,应注意血管的粗细、弯曲度、动静脉管径的比例、动脉管壁的反光程度,以及视盘处的动脉有否搏动现象。视网膜中央动脉从视盘进入眼底时,分为上下两主支,然后又分成颞上、颞下、鼻上、鼻下 4 个分支,最后分成很多小支,分布于视网膜各部位,但所有动脉分支间均无吻合,属于终末动脉结构。中央静脉与动脉伴行,命名亦同。有时在视盘黄斑区之间,可见一小支视网膜睫状动脉,形如手杖,由视盘颞侧缘穿出,是来自睫状血管系统,不与视网膜中央血管发生联系。在视网膜中央动脉阻塞的情况下,视网膜睫状动脉供血区可不受血流中断的影响。

正常动静脉比例约为 2:3,动脉管径略细,色鲜红;静脉稍粗,色暗红。动脉管壁表面可呈现条状反光。近视盘处有时可见到静脉搏动,一般属生理现象,如有动脉搏动,必然是病理性的,可以是高眼压(青光眼)的表现。

(二)黄斑区

应注意有无水肿、渗出、出血、色素改变及瘢痕等情况。黄斑区是一个圆形区域,约一个视盘大小,位于视盘颞侧略偏下,距离视盘 2~2.5PD(3~3.5 mm),具有敏锐的中心视力。该处无血管,颜色较其他部位略暗,周围可有一不很明显的反光晕轮(小儿较为明显)。黄斑区中心可见一亮点,为中心凹反光。

(三)视网膜

应注意有无出血、渗出、隆起等。正常视网膜呈弥漫性橘红色,是脉络膜毛细血管内血流透过色素层和透明的视网膜反射所致。色素上皮层色素的多寡与眼底所显示出的色调有密切的关系。色素多者，眼底反光较暗；色素少者，眼底反光比较明亮。所谓豹纹状眼底，是由于脉络膜色素较多，充实于血管间隙内，使红色脉络膜血管受反衬而更清晰可辨，状似豹皮样花纹，故得其名。白化病患者由于缺乏色素，眼底反光呈红色。

儿童的眼底，光反射较强，形态上易与视网膜水肿相混淆，应注意鉴别。

第二节　眼压检查

眼压即眼内压（IOP），是指眼内容物作用于眼球壁的压力。

一、眼压常用的检查方法

（一）指测法

指测法简便易行，但不够精确。检查时嘱患者向下看（图1-1），检查者用两手示指尖置于上睑，在眼球上方，睫状体部触压，凭指尖触动眼球的弹性，估计眼压。正常者用 Tn 表示。眼压轻度、中度、极度增高时，分别用 T＋1、T＋2、T＋3 表示，反之分别以 T－1、T－2、T－3 表示眼压偏低。

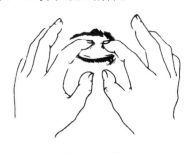

图 1-1　指测法

（二）眼压计测量法

眼压计测量法有压陷式眼压计、压平式眼压计和非接触式眼压计。

1.压陷式眼压计

常用的是 Schiotz 眼压计（图1-2），应用一定重量砝码以压陷角膜，根据压陷的深度或加压重量推算出眼压。因在测量眼压时造成眼球容积的改变较大，眼球壁（主要是巩膜）硬度（E值）可以影响测量值的准确性。所以对 E 值异常者需做矫正眼压测量(用轻重不等的砝码5.5 g与10 g或7.5 g与15 g测量查表求出)。

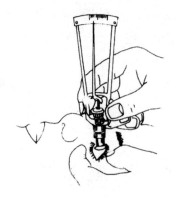

图1-2 眼压计测量法

检查方法:①患者平卧,0.5%丁卡因眼部表面麻醉。②眼压计底盘用75%乙醇消毒后备用。③嘱患者伸出示指作为注视目标。检查者用手指分开被检查者上下眼睑,在不压迫眼球情况下,另一手持眼压计,将眼压计底盘轻轻置于角膜中央,依靠眼压计自身的重量压陷眼球。④读出刻度数值,如读数<3,应增加砝码重量,记录使用的砝码重量和测出的读数,如5.5/3,7.5/5等,查表换算出眼压数值。

2.压平式(Goldman)眼压计

压平式眼压计用可变重量将角膜压平一定的面积(直径3.06 mm),根据所需重量来测知眼压。

压平式眼压计(图1-3)是安装在裂隙灯显微镜上,检查时当所加压力恰好使角膜的压平面积直径为3.06 mm时,可以在裂隙灯显微镜下借助荧光素和钴蓝光片照射,看到两个绿色水平半环的内缘互相交接,从而读出压力的数值。由于这种眼压计使角膜压平面积小,所以引起眼内容积量的改变也很小(仅增加0.56 mm³),受眼球壁硬度(E值)影响也较小,较Schiotz眼压计测出的数值更为精确。

3.非接触眼压计

非接触眼压计测量眼压时不接触角膜,仪器内气流脉冲使角膜压平一定的面积(3.06 mm直径),根据压平所需的时间,经过计算机换算,得出眼压数值。不需要局部麻醉,不损伤角膜,但注视困难者测量不出。

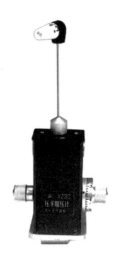

图 1-3　压平眼压计

二、眼压描记

正常眼压的情况下,房水的分泌和从 Schlemm 管排出的量基本相同,维持着一种相对稳定的平衡状态,如果房水的排出受阻,就会引起眼压异常。正常状态下用 Schiotz 眼压计放在角膜上 4 分钟,在反复持续的眼压计重量压迫下,房水逐渐排出,眼压下降。但在青光眼病理情况下,房水通道障碍,外力重量压迫下,眼压下降也不明显。

第三节　眼 位 检 查

测量眼位方法很多,下面介绍常用的一般检查法和常用的现代检查法。

一、假性斜视

外观上有斜视感,实际上并无斜视,这就是通常说的假性斜视。假性斜视出现于下面几种情况。

(一)假性内斜视

(1)乳幼儿鼻根部扁平,使两眼内眼角之间距离增大,在睑裂的鼻侧看不到白色巩膜。

(2)有内眦赘皮。

(3)瞳孔距离非常小;有大的阴性γ角。

(二)假性外斜视

(1)瞳孔距离非常大。

(2)有大的阳性γ角。

(3)外眼角狭窄时,鼻根部过窄。

(4)眼球突出。

(5)病理的黄斑部偏位,或先天性黄斑部偏位。

(三)假性上斜视

左右睑裂不等,颜面两侧不对称。

二、γ角及其测量

眼球的解剖学与几何光学之间有某些微小的不一致,因而出现了γ角的问题,见图1-4。①ACNS光轴:为眼球前极与眼球后极间的连线(眼轴)的延长。②OF视线:为注视目标与中心窝的连线。③OR注视线:注视目标与回旋点的连线。④PD瞳孔中心线:为通过瞳孔中心,于前额面上角膜中心的垂直线。⑤∠ORA γ角:光轴与注视线所成的角。⑥∠ONA α角:光轴与视线所成的角。⑦∠OPD K角:瞳孔中心线与视线所成的角。临床上测量γ角有困难,故以K角代替γ角。多数情况下注视线在光轴鼻侧,此为阳性γ角,如注视线在光轴的颞侧为阴性γ角。一般皆在5°以内,如γ角超过±5°范围,外观上常显示为假性斜视。测量时常用K角代替γ角。

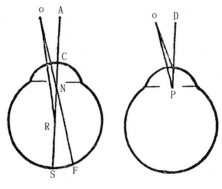

图1-4 α角与γ角

γ角的测量方法如下。①视野计法:患者下颌放在视野计颌台上,被检眼通过视野计弧弓的中心向远方注视,检查者站在视野计背面,将手电光源放在视野弓中心照向被检眼。此时,观察光源反射光点在角膜上位置进行判断,如反射光点在瞳孔中心颞侧为计弧弓上移动光源位置的度数为 γ 角的度数,若 γ 不大,用此法检查不够准确。②正切尺检查法:将患者下颌固定于颌台上或头部端正不动,令患者注视正切尺中心光源。如角膜反射光源不在瞳孔中心时,移动光源至光反射光点正在瞳孔中心,光源在正切尺上所移动度数为 γ 角的度数。③同视机检查法:测量 γ 角要用特殊的画片(图 1-5)。将此画片置于一侧镜筒内,令患者用该眼注视画片的中心处,如此时镜筒的角膜反射光点恰在瞳孔中心,则其 γ 角为 0°;如角膜反射光点在瞳孔中心的颞侧,其 γ 角阴性;如角膜反射光点在瞳孔的鼻侧,其 γ 角为阳性。然后令被检者依次注视画片上的字母、数字或图形,直到将其角膜反射点移到瞳孔中心时,记录其相应数字,即表示 γ 角度数。其后再测量另一眼 γ 角。

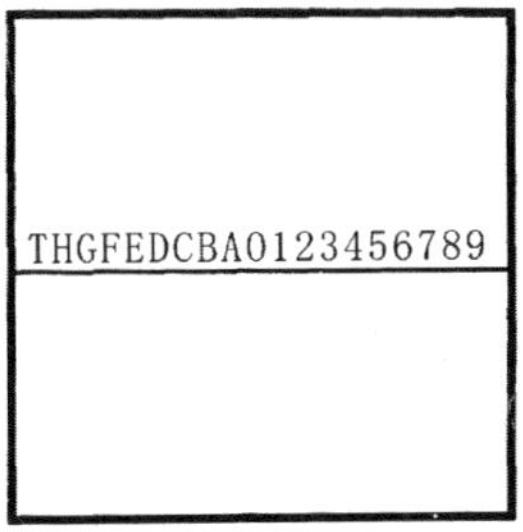

THGFEDCBA0123456789

图 1-5　大弱视镜检查 γ 角用画片

家兔的 γ 角为 +80°,狗为 +25°,猫为 +13°,人的正视眼 γ 角平均 5°,远视眼稍大,近视眼稍小,并有时为阴性。左右眼 γ 角不完全一致。大的阴性 γ 角的正位眼,很像外斜视,或将有某种程度的内斜视当成正位,大的阴性 γ 角的正位眼很像内斜视,或将某程度的外斜当成正位。

三、角膜反射法

检查者坐于被检者对面,于被检者眼前约 33 cm 处,手持一小电灯光源(如于暗室可用检眼镜光源),令患者注视点状光源,注意观察被检眼角膜反射光点的位置。如角膜反射光点位于瞳孔缘处为 10°～15°;位于角膜缘与瞳孔缘中间时 25°～30°;当位于角膜缘时约为 45°斜位(图 1-6)。若以角膜弯曲半径为 7 mm 计算,其弯曲面 1 mm 相当于 7°,由角膜中心到角膜缘部距离约 6 mm,如反射光点在角膜缘部为 42°～45°斜位。

本法的优点:对乳幼儿是唯一的他觉斜视度检查法,缺点是角膜面并非完全球面。1 mm 7°的值不完全正确,同时必须考虑 γ 角的问题,大的 γ 角呈现假的斜视。

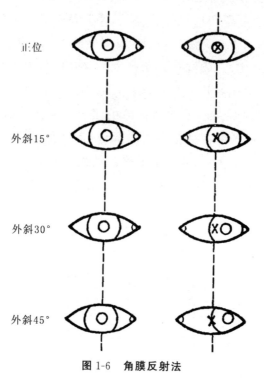

图 1-6　角膜反射法

四、Laurence 斜视尺法

本尺为一个小塑料或铅制成的弧形尺,将弧形端置于下睑缘时弧的弯度恰与下睑缘一致,弧上刻有毫米的标记,其中心为 0°,首先将斜视尺的"0"对准角膜缘,然后遮盖健眼,令其用斜视眼固视。此时角膜缘移位的毫米数为偏斜的角度。移位 1 mm 约等于 5°斜视角(图 1-7)。

五、视野计法

斜视眼对准视野计弧弓中心,固视眼通过视野计 0 点延长到 5 m 处的目标(图 1-8)用手电或蜡烛光源在视野计由 0 点向左右移动,直到将光源反射光点像恰好投射到角膜中心,此时点状光源在视野计弧弓上的所在度数即为斜视度。检查前须先测量 γ 角,以便从斜视度中予以加减。

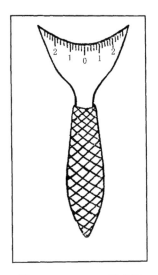

图 1-7　Laurence 斜视尺

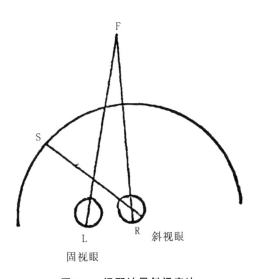

图 1-8　视野计量斜视度法

六、Maddox 小杆加三棱镜法

于 1 m 远距离用 Maddox 小杆加三棱镜，测量各主要注视方向的斜视度，可获得较为准确的数据，对设计麻痹性斜视手术上颇为重要。

方法：让患者坐在距离 Maddox 小杆正切尺前 1 m 远处，固定其头位，在患眼前置 Maddox 小杆，先确定线条光所在位置，然后用三棱镜中和。如外直肌麻痹时，出现同侧性线条光。放基底向外的三棱镜，使线条光向内侧移动，三棱镜加至线条光与正切尺中心灯光重合时,该三棱镜度即为其偏斜度。

记录法:右眼外直肌麻痹时的检查结果如表 1-2 所示。

表 1-2　右眼外直肌麻痹时检查结果记录方法

上

	正位	内 2△	内15△
左	正位	内 4△	内20△	右
	正位	内10△	内22△

下

又如右眼上直肌麻痹时,其记录方法如表 1-3 所示。

表 1-3　右眼上直肌麻痹时记录方法

上

	左/右10△ 外4△	左/右12△	左/右20△
左	左/右 3△ 外2△	左/右 8△	左/右11△	右
	正位	左/右 2△	左/右 3△

下

第四节　眼屈光检查

对于任何视力减退的患者,均应在排除屈光不正的基础上,才能确定其视力障碍的性质。任何视力正常而主诉有眼睛疲劳的患者,也应该在排除屈光不正之后,才能确定眼睛疲劳的原因。在临床工作中,常有将屈光不正误诊为球后视神经炎;把视力正常但有明显视疲劳的远视、远视散光、混合散光误诊为青光眼或神经性眼眶疼痛等,并作一系列的检查和治疗,给患者造成不必要的痛苦及负担。以上情况的发生,主要是没有常规进行屈光检查或屈光检查不准确所致。所以,正确的屈光检查对视功能不良原因的判断及最终作出正确的临床诊断具有重要意义,也是判断眼病治疗效果和预后效果的重要手段。同时,准确的屈光检查结果,也为屈光矫正提供了必要的依据。此外,屈光不正的患者,其眼病治疗后的视力是否有所提高,也必须以治疗前后的矫正视力为基础进行分析比较。

屈光检查有 2 种方法,即客观验光法及主觉验光法。客观验光法不凭被检者的感觉,只凭检查者熟练的检影技术来决定被检眼的屈光状态。客观检影后,当瞳孔回复正常后,再进行主观试镜。主觉验光法只凭被检者主观的感觉,需要有被检者的密切合作。小瞳孔下检查,因为有调节因素的影响,所得结果不一定准确,必要时需要散瞳检查。儿童、青少年因其调节能力较强,应当做散瞳验光。

一、客观验光法

客观验光法是不凭被检查者的主观知觉,而是客观地测定被检眼眼底反射光线所形成像的位置,借此来判断眼球的屈光状态。通过测定被检眼的远点距离,即可知被检眼是否有近视、远视或散光;而测定角膜表面的曲率半径,则可知角膜散光的程度。客观检查法中以视网膜检影法最常使用,它能迅速正确地判断被检眼的屈光状态。作屈光检查时,最好先用客观验光法(检影法),然后再进行主观插片矫正,最后得出较准确的眼镜处方。

(一)直接检眼镜检查法

1.光学原理

假如检查者及被检查者均为正视眼,那么由被检查者眼底发出的光线必为平行光线,并在检查者视网膜上形成清晰的像。假如被检查者为远视眼,其眼底发出的光线则为散开光线,因此检查者必须用调节力或借助凸透镜片,才能在视网膜上成清晰的像。假如被检查者为近视眼,其眼底发出的光线则为集合光线,检查者必须借助一凹透镜片,才能在视网膜上成清晰的像。

2.检查方法

用此法测定屈光时,检查者必须看清被检者视盘周围的眼底,同时了解自己的屈光状态及准确屈光度数,这样才容易得出被检眼的屈光情况及度数。例如,检查者为正视眼,当其看清被检眼眼底而未用任何镜片时,则被检眼必为正视;当用 -4.00D 看清被检眼眼底时,则被检眼为 -4.00D 近视;当用 +3.00D 看清被检者眼底时,则被检眼为 +3.00D 远视;假如检查者有 -2.00D 近视,需用 -4.00D 才能看清被检者眼底,则被检眼为 -2.00D 近视,因为用 -2.00D 先矫正了检查者的近视,其余 -2.00D 才矫正了被检眼的近视。检查时,检者的屈光不正必须矫正,另外检者与被检者的调节必须放松,以免加大误差。这种检查方法只能大致了解屈光状态及屈光度,不能据此开出眼镜处方。

(二)视网膜镜检影法

视网膜镜检影法是借助平面镜或凹面镜,将光线射入被检眼内,然后摇动镜面通过观察瞳孔区的光影移动,来客观测量眼屈光状态。

1.光学原理

(1)光源移动与视网膜像移动的关系:光源由瞳孔进入眼内,在眼底照亮一点,假如光源由下向上移动,则视网膜像由上向下移动(图1-9)。假如O'代表光源,在眼底形成一照明区X,当O'向上移动至O'',那么X必将移行到X'。无论在正视眼、近视眼、远视眼均是这种情形。

(2)平面镜移动与光源移动的关系:平面镜的像位于镜后(图1-10),如图所示AB为一平面镜,O为一灯光,O'为当平面镜在AB时灯光O所成之像。当平面镜向下倾斜至A'B'时,O之像向上依行至O''。

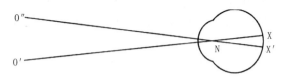

图1-9 光源移动与视网膜像移动的关系

O'O'':光源;N:结点;XX':网膜上O'O''的影像

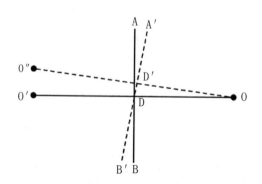

图1-10 平面镜移动与光源移动的关系

O:光源;O':光源O在平面镜AB倾斜到A'B'时的像

(3)屈光不正眼所见:将眼底照明区作为光源,由眼底射出后,在各种屈光不正眼中所见情况不同。

在远视眼中,由眼底发出的光线为散开光线,类似由眼后的某一点发出(图1-11),如图所示,X为眼底照明区,光线似由A点发出,假如X移至X',则光线似由A移至A',即当照明区向下移动时,所见光影也是向下移动。

在近视眼中,光线由眼底的照明区射出后为集合光线,在眼前某一距离形成焦点(图1-12)。如图所示,光线由眼底照明区X发出,于眼前A处形成一焦点,假如照明区向下移动,即由 X 移至 X',其像则由 A 移至 A',即当照明区向下移动时,所见光影向上移动。

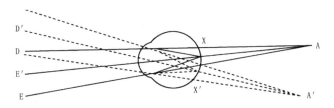

图 1-11　在远视眼中,眼底照明区移动与光影移动的关系

XX':眼底照明区;AA':光线发出点(虚焦点);DE、D'E':光影

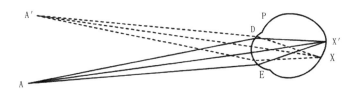

图 1-12　在近视眼中,眼底照明区移动与光影移动的关系

XX':光线发出点;AA':像

检影法实际上是根据透镜的共轭焦点理论而产生的。在正视眼不用调节时,5 m 以外投射来的平行光线在视网膜上成焦点,此时 5 m 以外的发光点与视网膜上的焦点互为共轭焦点。上述视网膜的影像,也可看作是一个发光点,它向外发出的光线出了眼外就是平行光线;同样,由近视眼视网膜上一发光点向外发射光线时,则必定是向远点聚合的光线;而由远视眼视网膜上一点向外发射的光线必定为散开光线,此散开光线的逆向延长线相交于眼后的一点即远视眼的远点。视网膜上的像总是与其远点互成共轭焦点的。

在检影时,假如检查者在无限远,则可见远视眼的像为顺动,近视眼的像为逆动,正视眼的像为不动。当顺动或逆动转换为不动时即称作返转点或中和点。一般检查者不可能在无限远处,常需选择一定的距离,因此被检查者的远点假如正是检查者眼的所在处,即出现返转点。比如检查者与被检查者的距离为 1 m,即被检查眼的远点为 1 m,则表明该被检查眼有 1D 的近视。假如检查距离为 2 m,即被检者的远点在 2 m 处,则有 0.5D 近视。假如检查距离为 0.5 m,即被检者的远点在 0.5 m,则该眼有 2D 近视。目前不论使用哪种检影镜检影,其检查距离多为 1 m,因为 1 m 距离看影动最清楚,取放镜片亦方便,假如距离太近,则计算距离稍有偏差则对验光结果影响较大。

2.注意事项

检影时应注意影动的方向、速度和形态。

(1)影动的方向有顺动、逆动和不动 3 种:顺动即瞳孔区的影动与平面镜倾斜的方向一致;逆动即瞳孔区的影动与平面镜倾斜的方向相反;不动即平面镜倾斜时瞳孔区光影不动。所见为顺动时,被检眼为远视、正视或<1D 的近视;逆动为高于 1D 的近视;不动为 1D 的近视(一般指检查距离为 1 m 时)。

(2)影动的速度与屈光不正的高低有关:屈光不正度数越高,影动越慢;屈光不正度数越低,影动越快。如图 1-13 所示,近视眼成像于眼前远点处,近视度数越高远点越近;近视度数越低远点越远。因此当镜动时,近视度高者影动 Dd 较慢;近视度数低者,影动 Cc 较快。而远视眼因其像成于眼后的远点处,远视度越高,远点越近影动 Dd 越慢;远视度数越低,远点越远影动 Cc 越快(图 1-14)。

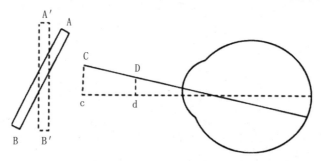

图 1-13 在近视眼中,影动速度与屈光不正度数的关系
Cc:近视度低者的影像;Dd:近视度高者的影像

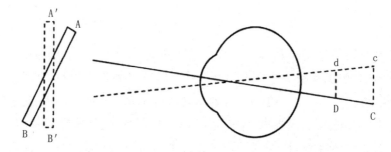

图 1-14 在远视眼中,影动速度与屈光不正度数的关系
Dd:高度远视远点影像;Cc:低度远视远点影像

(3)影动的形式:大而圆形的影动,多为单纯近视或单纯远视。假如瞳孔区出现一光带,则为散光的表现。

根据以上不同的影动形态,顺动者加正球镜片;逆动者加负球镜片;散光加柱镜片。此外,可根据影动的速度来加减镜片度数,直至不动。

3.检影时所见的几种特殊情况

(1)剪动:在瞳孔区可见两个光带,多在水平子午线上或相距不远。当平面镜移动的方向在垂直子午线时,此两条光带相向或相反而动,因其动作很像剪刀两刃的活动,故称为剪动。这种情况常见于不规则散光、角膜瘢痕或晶状体位置倾斜时。

(2)球面像差:当瞳孔中央部分与周边部分的屈光不同时出现球面像差,分为正、负两种。正球面像差即周边部的屈光力强于中央部,即当瞳孔中央部达到返转点时,其周边部的映光变宽且为逆动。近视性准分子激光角膜屈光手术后,可能出现较显著的正球面像差。负球面像差即周边部的屈光力弱于中央,即当瞳孔中央部达到返转点时,其周边的映光为顺动。

(三)带状光检影法

带状光检影法的基本操作与一般点状光平面镜检影法相似。检查者与患者相距 1 m,右手握镜大拇指将套管推至最高位,示指中段置于缺口前面与内管壁接触,使内管旋转而置光带于不同径线。移动镜柄,同时由平面镜中央小孔观察被检眼瞳孔内光带的活动及特征。假如为高度屈光不正,其光带较暗、宽、移动缓慢;而低度屈光不正,光带明而窄,移动快。需注意镜柄偏动的方向应与光带垂直,检查180°径线屈光状态时,光带置于90°,左右偏动;检查90°径线上屈光状态时,光带于180°作上下偏动;检查45°径线方向上屈光状态时,光带置于135°,沿45°径线方向偏动,依此类推。凡远视眼、正视眼及 $-1D$ 以下的近视眼,光带均为顺动;凡 $-1D$ 以上的近视眼,光带均为逆动;当被检眼恰为 $-1D$ 近视时,光带充满瞳孔区,称为中和光带。在带状光检影时,除观察光带是顺动、逆动或中和外,还要注意光带的宽窄、明暗及逆动的快慢,以判断屈光不正的性质及度数的高低。当检查被检眼是否有散光时,可用示指旋转灯座管,检查者可观察被检眼瞳孔内各径线的光带有无区别,假如无区别,则说明无散光;倘若光带宽窄度、明暗度及顺逆方向不同,则说明有散光存在,应找出互相垂直的两条主要径线,一般比较 90°与 180°子午线上光带有无差别即可。

(四)角膜曲率计

其主要功能是测量角膜前表面的曲率半径(屈光力),可测出因各种角膜疾病或手术后引起的角膜散光,对具有正常范围屈光力(40～46D)的规则角膜,具有很高的准确性和可重复性,精确度可达±0.25D;可作为主观验光以及计算人工晶状体度数的参考,有一定的实用价值。但其测量区域较局限,只能测量角膜中央 3 mm 的平均屈光力,而不能测量角膜其他部位的屈光力。

(五)自动验光仪

随着光学及电子技术的发展,涌现出多种不同类型不同功能的自动(电脑)验光仪,它们综合了以往的许多原理和方法,并附有放松调节的装置:操作快捷、简便,可迅速客观地测出眼的屈光度数,是一种快速和有价值的屈光筛检方法。目前广泛应用的自动验光仪,以红外线为光源,根据 Scheiner 双针孔原理设计视标,并与电脑自动化系统相配合,使测量的精确度达到 0.12～0.25D,假如结合睫状肌麻痹剂消除眼的调节作用,可与静态检影法的结果相符。当被检眼对好位置后,只需 1～2 秒钟即可测出其球镜、柱镜度数及轴位,并可将结果打印出来。

(六)睫状肌麻痹剂的使用

临床上通常在被检眼的调节作用处于完全松弛状态下进行检影(静态检影法)或做自动验光仪检查。常用睫状肌麻痹剂来抑制眼调节作用,同时使瞳孔扩大以助于光影的观察。多用于儿童、青少年及远视性屈光不正。滴用睫状肌麻痹剂后,眼的调节麻痹或很弱,这时所得到的检影验光或自动验光仪检查结果,在缩瞳、睫状肌麻痹作用消除后不一定完全接受,所以需要试镜复验,然后再给予配镜处方。常用的睫状肌麻痹剂如下。

1.阿托品

药物作用强、维持药效时间长,多用于 12 岁以下的儿童特别是首次进行屈光检查者。多采用 1%～2%阿托品眼膏,每天 2 次,共 3～5 天。用药后最好压迫泪道 1～2 分钟,以避免不良反应(口干、面红、心跳加速等),其麻痹作用一般持续 2～3 周。

2.后马托品

其药物作用力量较阿托品弱但起效快、持续时间较短。多用于 12～40 岁患者,给予 2%～3%眼药水或眼膏。眼药水可 10～15 分钟 1 次,共用 5～6 次后即可检查;眼药膏可用 2～3 天,每天 2 次,其作用可持续 3～4 天,最长 1 周。

3.复方托吡卡胺

本药物成分为托吡卡胺及去甲肾上腺素,前者具有阿托品样的副交感神经抑制作用,可引起睫状肌麻痹及瞳孔散大;后者具有肾上腺素样的交感神经兴奋作用,表现为散瞳及局部血管收缩作用。验光前每 5 分钟点药一次,连续 4 次,最后一次点药后 20 分钟即可验光。点药后 5～15 分钟开始散瞳,15～90 分钟散至最大,维持 1.5 小时左右开始缩小,一般持续 5～10 小时后恢复正常。本药对睫状肌的麻痹作用不如阿托品及后马托品强,因此对于儿童及远视患者,最好使用较强的睫状肌麻痹剂。

上述睫状肌麻痹剂,青光眼患者在多数情况下禁用。高血压、冠状动脉供血不足者,应禁用或慎用复方托吡卡胺或复方托吡卡胺眼液。

二、主觉验光法

主觉验光通常是在客观验光的基础上,对客观验光结果进行精细调整,以更符合被测者的视觉要求。

(一)显然验光法

规范的显然验光应在综合验光仪上进行。综合验光仪是将各种测试镜片组合在一起,不仅用于验光,还可用于隐斜等检测,是目前为达到最佳矫正视力而需要的最佳主觉验光设备。其检查程序如下。

1.首次最正球镜时的最佳视力检查

在检影或电脑验光的基础上进行。被检者坐在距远视力表 5 m 处,将镜架置于眼前,调整瞳距,一眼先用黑色不透光遮片遮挡,两眼分别检查。按检影或电脑验光所测得的结果,将矫正球、柱镜片置于被检眼前,循序使用 +0.25D 球镜、−0.25D 球镜,叠加于原镜片前以增减原镜片球镜度数,使被检眼在最正的球镜度数下,获得最佳的视力。例如,对于 +1.00D 远视者,依次递增 +0.25D,直到视力开始减退为止,如加到 +1.50D 视力尚正常,而加到 +1.75D 时视力减退,则 +1.50D 即为其远视度数。而对于近视者,比如用 −1.50D 矫正视力为 1.2,用 −1.25D 矫正视力仍为 1.2,而用 −1.00D 矫正时视力开始下降,则 −1.25D 为其近视度数。

2.首次红绿试验

首次红绿试验是根据眼的生理性光学缺陷—色像差而设计的。不同波长(颜色)的光线在通过眼的屈光系统后,并非全都聚焦在视网膜上。对于正视眼,假如波长为 570～590 nm 的黄光汇聚在视网膜上,则波长较长的红光由于折射率小而聚焦于视网膜后,而波长相对较短的绿光折射率大聚焦于视网膜前。因此,如果眼对于黄光是正视眼,则对红光来说是远视眼,对绿光来说是近视眼。根据这一原理,可以用红、绿玻璃交替置于眼前,比较有无差别。如用红玻璃看得较清楚,即为近视眼,应加凹透镜;如用绿玻璃看得较清楚,即为远视眼,应加凸透镜,直至两色的清晰度相等为止。

3.交叉柱镜调整散光轴位和度数

交叉柱镜是将两个屈光度相等,符号相反的柱镜片磨制在一个透镜的正反面上,且两轴向互相垂直,常用者为±0.25DC及±0.50DC。轴向在镜片上以正负号标出,在两符号中间是交叉柱镜正负屈光力相抵消之处,其屈光力为零,交叉柱镜的持柄即位于此。检查者在捻转持柄而翻转镜面时,使镜片的正负轴向做了90°改变,即正负轴向对换。

检查时,将交叉柱镜的持柄置于所矫柱镜片的轴位上,来回翻转试之。如果前后视力无变化,说明所用柱镜片的轴位正确;如果觉得某一面较清楚,就将柱镜片的轴向朝交叉柱镜相同符号的方向移动5°,再将持柄与新轴重合,重新翻转测试,反复调整柱镜片轴向,直至两面清晰度相同为止。此时的柱镜片轴向即是该眼所需矫正柱镜片的轴向。

然后,将交叉柱镜的一个轴与柱镜片的轴相重合,翻转测试比较两面清晰度。如原负柱镜片的轴位于180°,当交叉柱镜的负轴与之重合时视力增进,则表明原负柱镜片度数不足,应换一较强者;反之,如交叉柱镜的正轴与之重合时视力增进,则表明原负柱镜片度数过强,应换一较弱者。当交叉柱镜的两面放在与柱镜片相同的轴上都不能使视力增进,则表明所用散光镜片度数合适。

4.再次最正球镜时的最佳视力检查

再次循序使用+0.25D球镜、-0.25D球镜,叠加于原镜片前以增减原镜片球镜度数,使被检眼在最正的球镜度数下,获得最佳的视力。

5.再次红绿试验

再次用红、绿玻璃交替置于眼前,比较有无差别。调整球镜度数直至两色的清晰度相等为止。

6.双眼平衡

双眼屈光状态分别检查完成后,分别测试比较清晰度,并进行适当调整,使两眼视力尽可能保持一致。最后,根据屈光检查结果,试戴眼镜进行活动及阅读,观察舒适度。

(二)云雾法

将一高度凸球镜片(+3.0～+4.0D)置于受检眼前,使患者的睫状肌处于放松休息状态,而视力明显下降、呈现近视状态视物模糊不清,有如处于云雾之中,故称之为云雾法。此方法对于青光眼患者及对于睫状肌麻痹剂过敏的患者最好,一般仅用于远视及远视散光者,也可用于假性近视的诊断,其方法为在眼前放置一凸球镜片,比如用检眼镜预测为+2.00D,则可放置+4.00D的球镜片,此时嘱患者观看远视力表30分钟后,睫状肌逐渐松弛,直至调节功能暂时处于休息状态(这与应用睫状肌麻痹剂的作用相似)以后,再逐渐减少凸透镜的度数(每次约减少0.5D,在更换镜片时必须先放后取),必要时加凹柱镜片,直至获得最佳视力。

(三)散光表验光法

散光表检查法可以较快确定有无散光及散光的轴向。由于规则散光是互相垂直的两个子午线上屈光力不等,故其看散光表时,线条浓淡不一,且最清楚的线条与最模糊的线条垂直相交。如近视散光,眼的散光存在于所见散光表上线条最清楚的方向上。而矫正近视散光要将负柱镜的轴放在线条模糊方向。而远视散光时,由于调节作用的影响,看散光表线条的浓淡,清晰度可以变化,为获得正确矫正结果,需结合雾视法放松调节,即将远视散光变成近视散光,然后再用上述近视散光的矫正方法进行矫正。例如,−2.00DC×180°的散光眼,其散光力量在垂直子午线上,水平线是正视的即其散光轴在180°。此散光眼将水平光集焦在视网膜上,而垂直光在视网膜前形成焦线,因而把每个黑点看成是上下两端带着尾巴的模糊黑点。此散光眼所看到的垂直线,都是由无数的黑点纵向重叠而成,所以它比正视眼看到的线条细而黑,线条两边的边界很清楚,但线的上下端是模糊的。水平线是由无数的上下端带着尾巴的黑点并行排列而成,这种线条粗而淡,边界非常模糊,所以散光表上的模糊线条,代表散光轴位(图1-15)。

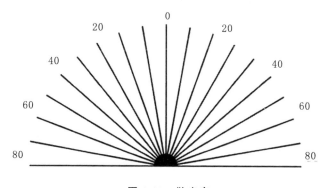

图1-15　散光表

(四)针孔片及裂隙片检查法

1.针孔片

针孔片是中央有一直径为1 mm圆孔的黑遮片,根据针孔成像的原理,用来增加物像在视网膜上的清晰度以提高视力。置此片于受检眼前,可阻止周围光线干扰,将瞳孔人为地缩小,消除眼屈光系统中周边部分的光学作用,克服部分散光,并可增加所观察的外界物体的景深。比如在判断视力减退是由屈光不正引起还是由眼病所致,最简单的方法就是利用针孔片进行检测:如是屈光不正者,其中心视力会有所提高。如是屈光介质病变、眼底病变等,则视力不能提高。这样就可将屈光异常和屈光介质病变、眼底病变进行定性鉴别。但是,仅依此点不能确定屈光异常的性质及度数。

2.裂隙片

其中央刻有一长 25 mm、宽 2 mm 的裂隙黑遮片,对于那些低视力又不能作出满意检影的患者可使用裂隙片。利用裂隙可以遮挡裂隙方向以外的光线,对散光眼而言,不同子午线方向上的屈光力不同,所以当裂隙处在散光力量最小的子午线方向时,视力增进。用此法可以确定散光的轴向。检查时,将裂隙片放在试镜架上,缓慢旋转裂隙的方向,记录患眼距 5 m 远处获得最好视力之裂隙方位。然后用插镜片法变换不同的凸或凹球镜片矫正其视力,找出使视力提高最多的最强度凸球镜片或最弱的凹球镜片,即为此径线的屈光度。然后将裂隙片旋转 90°,再用各种球镜片试验,同样获得最好视力的镜片度数。这样,两个主径线的屈光不正度数都被测出来了。例如:裂隙处于垂直位时,患眼视力可达 1.0,且在裂隙片前放置凸球镜片即变模糊,则其垂直方向为正视。又比如将裂隙放在水平方向上视力提高,用−2.00D 可得到最好视力,然后将裂隙旋转 90°,再进一步矫正,用−3.00D 得到最佳矫正,则验光结果为:−2.00Ds−1.00Dc×180。

第五节 眼球运动检查

眼球运动检查对斜视的诊断和治疗均有重要意义,通过望诊可查到眼球运动是否受限,眼睑有无下垂,瞳孔的改变以及有无代偿头位等;通过两眼在第一、第二、第三眼位辐辏和开散运动,可判断斜视的类型和性质,用眼电生理检查能较准确地查到每条肌肉的功能状态及查找弱视的原因等。

一、随意运动检查法

(一)眼球运动范围检查法

检查者与被检者面对面端坐,检查者用手电光源作视标,向正面、向左、右、上、下、右上、右下、左上、左下 9 个方向移动。被检者注视光源并作各方向的眼球随意运动,此时观察眼球运动正常与否。两眼运动正常范围:眼球外转时角膜外缘达到外眦角;眼球内转时瞳孔内缘达到小泪点;上转时角膜下缘达到内外眦角连线(或瞳孔上缘达到上睑缘);下转时角膜上缘达到内外眦角连线(或者瞳孔下缘达到下睑缘);辐辏时角膜内缘达到上下泪点连线上。

这种检查方法可粗略判定眼球运动正常与否,适合于幼儿或者不合作的儿童。

(二)注视野检查法

本法是用周边视野计较精确地测得眼球运动范围。首先使患者固定头位,令患者用一眼注视检查者手中 1 cm 直径的白色视标,视标中间写有"注"字(或者用手电筒的灯泡做光源),然后检查者在视野计弧上按8个方向移动视标,被检者眼可随视标移动至看不清视标上的字迹,按8个方向记录视野弓上的度数。正常者各方向约 50°,然后再检查另一眼。如某一方向度数>50°,该作用方向肌肉功能亢进,如某一方向度数<50°,该作用方向的肌肉功能减退。

如果将眼球运动用 mm 数表示,平均外转运动距离是 9.3 mm,内转运动距离平均10.4 mm,1 mm 按 5°计算,易计算出其度数。

(三)牵引试验

由于各种原因眼球运动发生障碍时,眼球运动范围缩小。比如:外直肌纤维化时,眼球内转功能明显减弱,外直肌麻痹时,眼球外转功能不同程度的减弱。用此方法可较好地区别眼球运动障碍属于功能性还是器质性。

牵引试验方法:用1%丁卡因或者2%利多卡因行表面麻醉,也可用2%普鲁卡因行结膜下麻醉。此后用固定镊子挟住近角膜缘处的球结膜,然后令患者注视各方向的目标。检查者可通过牵引时感觉判断眼球运动障碍的程度和性质。有人用牵引试验企图证明斜视术后能否发生复视的主要手段,是不合适的。

牵引试验可做如下疾病的鉴别诊断。

1.下直肌外伤性不全麻痹和眼眶骨骨折

下直肌外伤性不全麻痹时,无眼球上转受限,眼眶骨骨折时有眼球上转受限。

2.上斜肌腱鞘综合征和下斜肌不全麻痹

上斜肌腱鞘综合征时,眼球呈内转位,眼球上转运动受限。下斜肌不全麻痹时,眼球呈内转位,但无眼球上转运动受限。

3.Duanes眼球后退综合征

Duanes眼球后退综合征时,用本法检查可发现眼球内转功能明显受限,推测外直肌纤维化改变。

4.下直肌甲状腺病与上转肌不全麻痹

下直肌的甲状腺病时有眼球上转受限,上转肌不全麻痹时,无眼球上转受限。

二、两眼共同运动检查法

本检查是在两眼开放的状况下,比较两眼协调运动。本法是以两眼转动到极限时两眼球回转眼位之差来确定每条肌肉功能过强或不足。回转眼位检查,可合并使用遮盖法,并要检查第一眼位和两眼各方向的眼球运动有无异常。

(一)共同性和非共同性斜视

当两眼做回转眼位时,不论哪只眼作固视眼和向任何方向注视,其斜视角不发生变化的称共同性。当两眼做回转眼位时,其向各方向注视眼位,只要变更固视眼,斜视角发生变化的称非共同性。共同性者并不是绝对所在回转眼位时其斜视角完全一致,微小的变化应当看作是正常的。

(二)第一斜视角和第二斜视角

无论是共同性斜视或非共同性斜视,遮盖固视眼(健眼)时,斜视眼的偏斜度为第一斜视角,偏斜眼(麻痹眼)固视时,健眼的偏斜度称为第二斜视角。在非共同性斜视时,根据 Hering 法则(即在两眼运动时,两眼协同肌所接受的神经冲动和所发生的效果是一致的),麻痹眼固视时,健眼的协同肌所接受的神经冲动明显大于患眼的协同肌,故其功能过强引起第二斜视角大于第一斜视角。比如左眼的外展神经麻痹时,左眼外直肌所接受的神经冲动很弱,左眼外直肌的协同肌一右眼内直肌所接受的神经冲动强于左眼外直肌,故右眼内斜度大于左眼(患眼)内斜度。

(三)功能过强与减弱

当检查两眼回转眼位时,如果发现其斜视角有改变,说明向某一方向作用的肌肉有功能过强或减弱。功能过强常由于其固视眼的拮抗肌作用减弱及另一眼的协同肌作用减弱所引起的继发性改变。明确功能过强或减弱对斜视手术时选择肌肉及手术量是很重要的。

检查时首先用遮盖法观察向哪一个方向注视时垂直偏斜。比如注视右上方或左上方时垂直偏斜最大,是上转肌群(上直肌或下斜肌)的异常。在注视右下方或左下方时,垂直偏斜最大,则是下直肌或上斜肌等下转肌群的异常。

在上、下肌群中要区别直肌和斜肌,看其垂直偏斜度在内转位时大或在外转位时大。若在内转位时垂直偏斜大则上、下斜肌异常,若在外转位时垂直偏斜大则上、下直肌异常(图 1-16)。

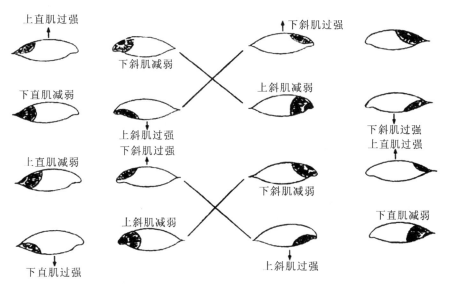

图 1-16　斜肌功能过强或减弱与直肌功能过强或减弱的鉴别

在第一眼位遮盖右眼,左眼固视,移去遮盖时发现右眼处于上斜状态,若偏斜角小不易发现,再遮盖左眼,此时上斜视的右眼固视注视点从上转位向下移位,可证明右眼上斜,左眼处于下偏斜。

当交替性上隐斜时,两眼被遮盖都出现上转眼位(上斜),不遮盖可控制眼位不出现眼位偏斜。

垂直偏斜与垂直肌肉功能过强,可参考下列几种情况鉴别:①水平共同性斜视(内斜视或外斜视)合并垂直偏斜的,多为垂直肌肉功能过强,小部分属于交替性内斜视或交替性外斜视。②突然发生垂直性复视的垂直性偏斜多为垂直肌肉麻痹或者不全麻痹。

当有垂直肌肉麻痹,眼球向麻痹肌肉作用方向转动时,出现功能减弱:①下斜肌麻痹时,眼球运动方向内上不能或明显减退。②下斜肌麻痹时,眼球运动方向内下不能或者减退。

垂直肌肉功能过强:①上斜肌功能过强时,眼球向内下转,其下转功能过强。②上直肌功能过强时,眼球向外上转,其上转功能过强。③下直肌功能过强时,眼球向外下转,其下转功能过强。④下斜肌功能过强时,眼球向内上转,其上转功能过强。

三、异向运动检查法

异向运动有辐辏、开散、上下分离、异向旋转运动等,两眼各向相反方向运动的称为异向运动。

(一)辐辏运动检查

辐辏运动包括如下 4 个因素:①调节性辐辏。②融像性辐辏。③接近性辐辏。④紧张性辐辏。

上述 4 种辐辏因素可单独发生或联合发生,唯有紧张性辐辏是在睡醒后就经常发生。由内直肌紧张而发生,临床上很难测定。

相对性辐辏和调节性辐辏的测定:一般用同视机测量,在同视机两个画片夹中放置融像功能画片,然后令患者向辐辏位移动镜筒至物像变成模糊,此点为相对辐辏近点。此时再借用调节力使物像变清楚。再将镜筒向辐辏位移动至融像画片变为两个,此为调节性辐辏近点,此两种辐辏近点很难分清。

(二)开散运动检查

检查开散运动前,为了消除调节的影响,有屈光异常者戴矫正眼镜。然后距离 5 m 远处放置一目标将基底向内的三棱镜置于一眼前,逐渐增加其度数至 5 m 远处的目标变为两个时的三棱镜度数为视远时开散,再用同样的方法测定近处时(眼前 50 cm 距离)的开散,即融像性开散的终末点。

(三)上下方分离运动检查

其检查方法与辐辏、开散法相同,只是三棱镜的基底方向不同罢了。若检查向上分离运动,三棱镜的基底向下,检查向下分离运动,则三棱镜的基底向上。

(四)异向旋转运动检查

完全矫正被检查者屈光异常后,用同视机检查,用水平线画片,会被检查者将两镜筒调整到消除融像眼位,使其在此位置上使两线发生融像,然后将融像后的水平线外端向下至不能维持融像,此点为外旋转度数,正常者一般 3.5°,然后恢复融像后使内端向下至不能维持融像,此处为内旋度,正常者一般为 7°。

四、眼外肌麻痹与代偿头位

正常情况下,头位倾斜时出现姿势反射,眼球发生旋转,两眼的角度垂直于子午线维持平行,使两眼位于正常垂直体位方向相同。此功能是在眼球上方的上直肌和上斜肌的内旋作用和在眼球下方的下直肌和下斜肌的外旋作用相互调整完成的。比如:头向左侧方向倾斜时,两眼角膜垂直线向左旋转,出现右眼上直肌与上斜肌的内旋作用,和左眼下直肌与下斜肌的外旋作用,以此矫正头向右肩倾斜所致的眼位异常,以维持两眼角膜垂直线的平行。

当眼外肌麻痹时,为了避免复视,可出现一种适应性精神反射现象,从而引起头位异常,称为代偿头位。代偿头位可出现头位倾斜、面部回转、下颌上抬或下收等三种异常现象。

(一)头位偏斜

当右眼的内旋肌群上直肌和上斜肌麻痹时,为了避免复视,出现头向左肩倾斜,左眼上直肌和上斜肌麻痹时,头向右肩倾斜,即内旋肌群麻痹时,头位向对侧(健侧)方向倾斜。当右眼的外旋肌群下直肌和下斜肌麻痹时,头位向右肩倾斜,左眼外旋肌群麻痹时,头位向左肩倾斜(患侧)。

(二)面部回转

右眼外直肌麻痹时,为了避免复视,面向右侧(同侧)回转,两眼向左侧方向转动(对侧),左眼外直肌麻痹时,面向左侧回转,两眼向右侧方向转动,即外转肌群麻痹时,面部向同侧(患侧)回转,两眼向对侧(健侧)转动。当右眼内直肌麻痹时,面部向左侧回转,两眼向右侧转动,左眼内直肌麻痹时,则相反面向右回转,两眼向右侧转动,即内转肌群麻痹时,面部向对侧(健侧)回转,两眼球向同侧(患侧)移动。

(三)下颌上抬或下收

当两眼的上转肌群,即上直肌和下斜肌麻痹时,下颌上抬,两眼的下转肌群麻痹时,下颌下收。

(四)Bielschowsky 头位倾斜试验

在一眼上斜肌麻痹时,头位向健侧方向倾斜,以维持两眼角膜垂直子午线平行,避免复视,不出现患眼的垂直偏斜。当检者将患者的头位突然向健侧倾斜时,患眼出现垂直偏斜和复视,此现象称为Biclschowsky头位倾斜实验阳性。比如:右眼上斜肌麻痹时,头位向左肩倾斜,此时两眼球向右旋转(右眼外旋与左眼内旋),使两眼球向右旋转是由右眼下直肌和下斜肌、左眼上直肌和上斜肌完成,不必动用右眼麻痹的上斜肌内旋作用,故可保持两眼角膜垂直子午线保持平行,从而避免了复视。

第六节　视功能检查

一、视力

视力即视觉敏锐度,又称中心视力,是指黄斑部中心凹的视功能,是人眼对外界相邻两点的分辨能力。视力检查,分远视力与近视力检查,前者是辨别远距离最小视标的能力,后者是辨别近距离视标的能力,反映了眼的调节功能。远、近视力检查,对于了解眼的功能和大致的屈光状态具有重要的临床意义。

(一)视力表的种类及视力的表示方法

常用的视力表有国际标准视力表、对数视力表。国际标准视力表常用小数记录法、分数记录法表示视力,这种视力表存在着视标增进率不均,以及视力统计不科学的特点。对数视力表是我国缪天荣设计,以3画等长的E字作为标准视标,视标阶梯按倍数递增,视力计算按数字级数递减,相邻2行视标大小之比恒比为1.26倍,这种对数视力表采用的5分记录法。视力值分别为4.0、4.1、4.9、5.0、5.1、5.2、5.3。

(二)视力检查法

1.远视力检查

(1)注意事项:将视力表挂在日光灯照明或自然光线充足的墙壁上,检查距离为5 m,表上第1.0行视标与被检眼向前平视时高度大致相等。检查时两眼分别进行,先查右眼后查左眼;检查一侧眼时,以遮眼板将另一侧眼遮住。但注意勿压迫眼球。如戴镜者先查裸眼视力,再查戴镜视力。

(2)检查方法:嘱被检查者辨别视标的缺口方向,自视标0.1顺序而下,至患者不能辨认为止,记录其能看清最下一行的视力结果。正常视力为1.0以上,不足 1.0 者为非正常视力。

若被检查者在 5 m 处不能辨明 0.1 视标时,则嘱被检查者逐渐向视力表移近,至恰能辨清为止,按公式:视力＝被检查者与视力表距离(m)/5 m×0.1 计算。如被检查者在 4 m 处看清 0.1,则视力为4/5×0.1＝0.08。

若在 0.5 m 处不能辨别 0.1 时,则嘱被检查者背窗而坐,检查者置手指于被检眼前,由近至远,嘱患者辨认手指的数目,记录其能够辨认指数的最远距离,如数指/30 cm。若在最近处仍无法辨别指数,则改为检查眼前手动,记录其眼前手动的最远距离。若手动也不能辨别,则在眼前以灯光照射,检查被检眼有无光感,如无光感则记录视力为无光感。

有光感者,为进一步了解视网膜功能,尚须检查光定位,方法是嘱被检者注视正前方,在眼前 1 m 远处,分别将烛光置于正前上、中、下,颞侧上、中、下,鼻侧上、中、下共 9 个方向,嘱被检者指出烛光的方向,并记录之,能辨明者记"＋",不能辨出者记"－"。

(3)标准对数视力表:对数视力表检查方法与国际视力表相同。如在 5 m 处仅能辨认第 1 行视标者,记为 4.0;辨认第 2 行者,记为 4.1……辨认第 11 行者,记为 5.0;5.0 及 5.0 以上为正常视力,表中共14行视标,最佳视力为 5.3。记录时,将被检眼所看到的最小一行视标的视力按 5 分记录法记录。

2.近视力检查

常用的为标准近视力表。检查时需在自然光线充足或灯光下进行。将标准近视力表置受检眼前,距离 30 cm,两眼分别进行检查,由上而下,若能辨别 1.0 以上,则该眼近视力正常;若不能辨别者,可以调整其距离,至看清为止,然后将视力与距离分别记录,如0.8/25 cm、0.2/35 cm 等。

二、视野

当一眼向前方固视一目标时,除了看清这个注视目标处,同时还能看到周围一定范围内的物体,这个空间范围叫作视野。视野分中心视野及周边视野两种,黄斑中央周围30°以内的范围称为中心视野,30°以外的范围称为周边视野。它反映黄斑部以外整个视网膜的功能。临床上视野检查对于许多眼病及某些视觉传导通路疾病的诊断有重要意义。

正常单眼视野的范围:颞侧90°以上,下方约70°,鼻侧约65°,上方约55°。各种颜色视野范围并不一致,白、蓝、红、绿依次递减10°。两眼同时注视时,大部分视野是互相重叠的。在中心视野里有一生理盲点,是视盘投射在视野上所表现的一个暗点,位于注视点颞侧 15°处,呈竖椭圆形,垂直径 7.5°,横径5.5°。除生理盲点外出现任何其他暗点均为病理性暗点。

检查方法:分动态与静态检查。一般视野检查属动态,是利用运动着的视标测定相等灵敏度的各点,所连之线称等视线,记录视野的周边轮廓。静态检查则是测定一子午线上各点的光灵敏度阈值,连成曲线以得出视野缺损的深度概念。

(一)对比视野检查法

简单易行,但准确性较差。受检者与检查者相对而坐,距离约 1 m,双方眼睛维持在同一高度;如检查右眼,则遮盖被检查者左眼和检查者右眼,另一眼互相注视,固定不动;检查者伸出手指于两人之间假定的平面上,从上下左右各方位的周边逐渐向中心移动,嘱受检者觉察到手指时即告知,比较受检者与检查者的视野:如双方同时察觉,则受检者视野大致正常,如检查者已察觉到而受检者没有察觉,则受检者视野缩小。以同样方法检查左眼。

(二)周边视野计检查法

1.弧形视野计检查法

弧形视野计检查法属动态检查。检查者嘱受检者下颌搁在下颌架上,调节下颌托,使受检眼与视野计中央在同一水平上,并固视固定点不动,另一眼严密遮盖。视野计为 180°的弧形,半径为 330 mm,选用适宜的视标,检查者将视标由周边向中央慢慢移动,当患者初见视标时即将弧度数记于视野图纸上;旋转弧板,以同样方法检查(正常每隔 30°查 1 次,共 12 次);如需结合做颜色视野,方法同上,以正确辨别视标颜色为准。将视野图纸上所记录的各点以线连接,即得出受检眼的视野范围,同时记录视标的大小、颜色及光线的强弱。一般常检查白色及红色视野。

2.Goldmann 视野计

Goldmann 视野计背景为半径 330 mm 的半球,用 6 个可随意选用的不同大小光点作视标,光点的亮度可以调节,可用来做动态与静态检查。

(三)中心视野检查

1.平面视野计检查
用平面视野计可检查中心视野。

2.小方格表法
小方格表法用以检查中心视野,特别是检查黄斑部早期病变的一种精确方法。检查距离为 30 cm,检查前不应扩瞳或做眼底检查。检查时应询问被检者,

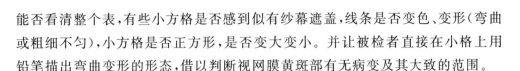

能否看清整个表,有些小方格是否感到似有纱幕遮盖,线条是否变色、变形(弯曲或粗细不匀),小方格是否正方形,是否变大变小。并让被检者直接在小格上用铅笔描出弯曲变形的形态,借以判断视网膜黄斑部有无病变及其大致的范围。

(四)自动化视野计检查法

电脑控制的静态定量视野计,有针对青光眼、黄斑疾病、神经疾病的特殊检查程序,能自动监控受试者固视的情况,能对多次随诊的视野进行统计学分析,提示视野缺损是改善还是恶化。

三、色觉

凡不能准确辨别各种颜色者为色觉障碍。表明视锥细胞功能有缺陷。色觉障碍是一种性连锁遗传的先天异常;也有发生于某些神经、视网膜疾病者,后者称获得性色觉障碍。

临床上按色觉障碍的程度不同,可分为色盲与色弱。颜色完全丧失辨别能力的,称色盲;对颜色辨别能力减弱的,称色弱。色盲中以红绿色盲较为多见,蓝色盲及全色盲较少见。

检查色觉最常用的方法是用假同色图检查。

四、光觉

光觉是视器辨别各种不同光亮度的能力。明适应是当人眼从暗处进入明处时,极为短暂的适应过程。当人眼从明处进入暗处,最初一无所见,等待片刻后才能看到周围的一些物体,这个适应过程是视杆细胞内的感光色素视紫红质复原的过程,称为暗适应。暗适应的快慢主要反映视网膜视杆细胞的功能。视紫红质复原的过程需要维生素 A 才能合成,当维生素 A 缺乏时,视杆细胞的作用减弱,至暗处看不见物体,称为夜盲。

暗适应与夜间或黄昏时的弱光下视力直接有关。暗适应能力减退或障碍的人,弱光下视力极差,行动困难,使得夜间工作受到影响甚至无法进行。因此暗适应检查,在临床上具有重要的意义。

五、立体视觉

立体视觉又称深径觉,是用眼来辨别物体的空间方位、深度、凸凹等相对位置的能力。立体视觉一般须以双眼单视为基础。对于高空作业等许多工作,尤其对飞行员来讲,深度觉是重要的项目之一。

检查用同视机、哈-多深度计检查或立体视图法。

第七节 散 瞳 验 光

一、概述

(一)散瞳验光目的

通过散瞳检查,不仅是让眼睛看清物体,更重要的是眼睛和眼镜的协调使用,达到医疗保健目的。它是根据配镜者的不同情况,将传统验光与眼部检查密切结合,更注重眼部视觉功能的发展,按照综合的检查结果来正确评估其视觉功能和屈光状态,然后给予合理的屈光矫正处方及视觉功能训练方案,并将有眼部疾病者及时转诊眼科医师。

(二)散瞳验光的应用

使用药物将眼睛的睫状肌完全麻痹,让其失去调节作用的情况下进行验光。这主要是因为被检者眼睛的调节力较强,验光时如果不散大瞳孔,睫状肌的调节作用可使晶状体变凸,屈光力增强,不能把调节性近视即所谓假性近视成分除去,而影响结果的准确性。所以对于调节力较强的被检者,散瞳验光是很有必要的。

二、适应证

幼儿和智力发育不全者,不能用主观法进行镜片测验,而必须用客观检影方法决定其屈光状态。

(1)15 岁以下小孩,由于其眼调节作用很强,而且年龄越小调节越强,如果不将调节麻痹,验光结果误差极大,所以必须散瞳。一般用强效的散瞳剂——阿托品。

(2)16～30 岁的近视、16～40 岁的远视,第一次验光都需要散瞳,但可以使用中效散瞳剂——后马托品。第二次及以后配镜时,可根据情况散瞳或不散瞳。

(3)对比较复杂的屈光不正,如度数比较高的近视散光、混合性散光、高度近视、高度散光等,散瞳验光比较准确,如不散瞳误差比较大。

(4)某些诊断性验光,眼底及屈光间质均正常,而视力较差,需要用验光手段来判断有无屈光不正时,需散瞳验光。

(5)小瞳孔验光后,视力矫正不好或者有屈光间质混浊,应进行散瞳验光。

(6)青少年视力减退或视力不稳定(视力时好时坏),应当散瞳验光。

三、禁忌证

(1)诊断为原发性闭角型青光眼或疑似者,或者检查发现前房浅、眼压偏高,禁用散瞳剂。因为散瞳可以诱发闭角性青光眼发作、眼压升高,后果比较严重。散瞳剂必须在医师指导下使用。

(2)40岁以上患者调节力已弱,一般对验光影响较小,可以不散瞳。

(3)严重屈光间质混浊,如白内障、重度玻璃体混浊,无法验光,不必散瞳。

(4)瞳孔严重粘连,不能散大者。

四、散瞳验光后注意事项

(1)涂到眼外皮肤上的眼膏要擦拭干净。

(2)由于阿托品可使瞳孔散大,患者自觉畏光、视近困难均属正常现象。

(3)散瞳期间应避免强光刺激,尤其避免强的太阳光刺激,户外应戴遮阳帽或太阳镜。

(4)散瞳期间由于视近模糊,对小儿要注意看护以免碰伤。

(5)由于散瞳是为了放松睫状肌的调节,故散瞳期间不要近距离用眼,如看书、看电视及使用电脑。

(6)如孩子患有严重心脏病及原诊断有青光眼的,请家长声明,遵医嘱慎用。有发热、急性结膜炎等疾病时,暂缓使用。

(7)患儿散瞳后如出现颜面潮红、口渴现象,一般无须特别处理,可饮水,休息片刻,多数可很快恢复。极少数出现发热、头痛、恶心、呕吐、便秘、幻视、痉挛、兴奋、眼睑水肿等症状考虑为阿托品不良反应,应立即停药或咨询眼科医师。

(8)散瞳停药后,大约3周瞳孔才能恢复正常,但因个体差异,瞳孔恢复时间也会有所不同,均属正常。

五、常见散瞳验光剂

(一)阿托品散瞳

1.用法

每天早、中、晚各1次,双眼用药,连用3天(内斜视连用5天)。第4天(内斜视第6天)不用眼药,直接到医院复诊检影验光。特殊被检者使用方法遵医嘱。涂阿托品凝胶时让孩子坐下(头部后仰)或躺下,轻轻拉开下眼睑,让孩子的眼球向上看,将米粒大小阿托品凝胶涂于眼内(注意:千万不能涂入过量)。涂完眼药立刻按压住双眼内眼角的鼻根部 3 分钟,以减少阿托品的全身吸收,避免不良反应发生造成孩子不适。

2.复查时间

3 周后。

(二)赛飞杰散瞳

1.用法

散瞳前每 10 分钟 1 次,共点 3 次,1 小时后验光。大多数孩子 1 天后即可恢复,部分对药物比较敏感的孩子可能需要 2～3 天。

2.复查时间

1 天或 2 天。

(三)托吡卡胺散瞳

1.用法

每 5 分钟 1 次,共 3 次,半小时后验光。

2.复查时间

隔天复查。

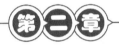

眼科常用手术技术

第一节　虹膜外伤手术

一、虹膜囊肿切除术

(一)概述

虹膜囊肿分为原发性虹膜囊肿与继发性虹膜囊肿。在继发性虹膜囊肿中，外伤植入性虹膜囊肿最为常见。外伤植入性虹膜囊肿常见于角膜或角膜缘穿孔伤或内眼手术后前房恢复延缓者，结膜或角膜的上皮细胞沿着对合不良的伤口或嵌顿在伤口处的组织伸延入前房，在虹膜处增生形成囊肿。另外，睫毛等异物因外伤或手术时被带入前房，睫毛毛囊根部的上皮细胞植入虹膜内，逐渐增生形成囊肿。

多数患者因眼科检查意外发现，或因囊肿增大遮挡瞳孔影响视力，或继发青光眼出现症状就诊发现。此类囊肿多位于虹膜实质的周边部。当其前壁向前延伸时，常与角膜后壁相贴，引起前房变浅或无前房；如果囊腔向后房伸展，则在瞳孔区可见到虹膜后有一黑色隆起肿物，易被误诊为黑色素瘤。囊肿大小不一，直径1～6 mm。偶见巨大虹膜囊肿，波及睫状体或角巩膜处，引起眼压升高，形成角巩膜葡萄肿。

超声生物显微镜(UBM)对虹膜囊肿的诊断有很大帮助。虹膜囊肿的 UBM 检查有以下特点：囊肿边界清晰，常呈圆形或椭圆形；病变内部为无回声区，外围为与虹膜回声强度基本相同的中高回声。部分病例内部有条状中高回声将其分割，呈"蜂窝"样结构。病变与虹膜紧密相连，部分为虹膜组织层间分离，外壁薄。

(二)手术治疗

治疗虹膜囊肿的方法很多，本部分重点描述虹膜囊肿切除术。

1.适应证

(1)囊肿直径超过 5 mm 者。

(2)经多次激光治疗后复发的虹膜囊肿。

(3)伴有眼压升高,继发青光眼者。

(4)虹膜囊肿与角膜内皮相贴,浅前房者。

2.手术方法

(1)球后麻醉,开睑器开睑。

(2)在虹膜囊肿生长处,以穹隆为基底剪开球结膜,角膜缘后界 2 mm 做平行于角膜缘的小切口。

(3)在虹膜囊肿对侧角膜缘内 1 mm 用 15°刀穿刺入前房,放出少许房水。将前房冲洗针伸入前房,注入黏弹剂,使其充满前房,将虹膜囊肿与角膜内皮缓慢分离。或从虹膜囊肿的一侧边缘向前房周边注入黏弹剂,将虹膜囊肿与角膜后壁分离。

(4)在完成分离后,将角膜缘切口向囊肿方向扩大至距虹膜囊肿另一侧边缘外 2 mm 处,将囊肿夹住向外轻轻提起至角膜缘切口处并切除。

(5)囊肿较大而不能窥见囊肿边缘者,用针头刺入囊肿,将囊液吸出使其缩小,再将囊肿完整切除。

(6)囊肿切除后间断缝合切口,用带有平衡液的双管针头注吸前房内的黏弹剂。维持前房深度,保持眼压正常。

(7)术后局部、全身应用抗生素及糖皮质激素(简称激素),预防感染,减轻组织反应。

3.术中注意要点

(1)切开角膜缘时易将囊肿刺破,液体溢出。此时,夹住囊肿外壁缓慢取出即可。

(2)夹取虹膜囊肿外壁时,易将虹膜拉出,造成前房积血。可用注吸针头冲洗前房至清亮为止。

4.联合手术治疗

(1)联合异体巩膜移植:如虹膜囊肿波及巩膜,使巩膜组织变得极薄,容易破溃。在剥离囊肿后,进行异体巩膜修复术。

(2)联合白内障摘除人工晶体植入术:对同时合并晶状体混浊者,可行白内障囊外摘除术或超声乳化术。眼底检查正常时,可同期行人工晶体植入术。

(3)联合玻璃体切割术:对合并玻璃体混浊、视网膜脱离者可同期行玻璃体切割视网膜复位术。

二、虹膜根部离断复位术

(一)概述

1.基本原理

虹膜表面凹凸不平,各部分组织厚薄也不一样,最薄处位于虹膜根部,即虹膜从睫状体前缘中部的起点处,此处可以薄到只有一层色素上皮。

当眼球挫伤受压,角巩膜环扩大,虹膜因睫状肌收缩被拉伸变薄,眼前节压力通过房水使虹膜根部后退,而此处背部又缺少晶状体支持,前房内的压力就向房角扩散,以致虹膜根部发生离断,同时可合并晶状体脱位、房角损伤后退,以及睫状体脱离。离断的长度与直接受作用力的大小和方向有关。作用力位于角膜时,容易产生虹膜根部离断。内眼手术所致的医源性损伤则多见于白内障手术中扩大角巩膜切口时不慎损伤虹膜根部使其离断。穿孔性眼外伤可直接刺穿根部虹膜使其离断。

2.临床表现

虹膜根部离断范围、大小不定,亦可同时有数处离断,甚至整个虹膜根部全部离断,形成外伤性无虹膜。同时可合并其他眼部症状,如前房积血、外伤性白内障、睫状体脱离、继发青光眼、玻璃体混浊、视网膜脱离、眶壁骨折等。

3.眼部检查

应用裂隙灯显微镜可以清晰地观察到虹膜以及虹膜结构是否完整。若同时合并前房积血、角膜水肿等屈光间质欠清晰的情况,则无法观察到有无虹膜根部离断的存在以及其他并发症,如房角后退、晶状体不全脱位等。小的离断裂缝,需在前房角镜下检查才能看见。虹膜周边呈现一个新月形黑色裂隙,通过断裂处能看到晶状体周边部和睫状突,甚至有玻璃体疝出。大的裂隙用一般斜照法即可看到周边部的黑色空隙。UBM检查可以探查到虹膜与睫状体、巩膜突之间的位置关系发生改变。一般表现为虹膜与巩膜突、睫状体完全分离,而睫状体与巩膜则完全粘连在一起。离断的虹膜由于有晶状体的支撑,仍保持正常形态。如果为完全的虹膜缺失,UBM检查在整个前房内均无法探查到虹膜回声,仅见类三角形的睫状体与巩膜相贴。部分病例由于钝挫伤的原因,可以同时合并晶状体不全和/或完全脱位、睫状体脱离等。UBM通过高频超声获取图像,在角膜混浊和前房积血的情况下,也能够了解虹膜及其后的病理变化。如虹膜根部离断范围大,需早一些处理前房积血,及早手术将离断区修复,以免时间久后虹膜萎缩。另外,需要做前房穿刺时,根据 UBM 提示,可以避开虹膜根部离断区,以避免损伤晶状体。

4.治疗时机

(1)若离断范围小,位于 12 点~1 点位附近,且被上睑所遮挡,不影响视力,则无须手术处理。若离断范围略大,未出现双瞳,且患者视力不受影响,晶状体无明显混浊,也无其他不适反应,可观察治疗。

(2)外伤后初期均有不同程度的虹膜睫状体炎,并多伴有前房积血及玻璃体积血。应积极应用激素、止血及促进吸收的药物治疗。观察 1 周左右,同时注意眼压情况。前房积血超过 7 天,伴有眼压升高者,可行前房冲洗术,以防止角膜血染形成。

(3)若保守治疗时间过长(>1 个月),受损的虹膜将失去弹性,并与晶状体、虹膜或角膜发生粘连,给手术增加难度,并影响手术预后,使虹膜不易复位。

(4)一般在伤后 2~3 周手术为宜。此时,眼内出血吸收,炎症反应控制并稳定,在查明损伤情况后可考虑手术治疗。若过早手术,前房内尚有出血及炎症反应,不宜查明损伤情况,易形成新的出血,而且术后反应较重,影响手术预后。

(二)手术治疗

1.适应证

(1)虹膜离断范围>1/4 象限,遮挡视野者。

(2)伴有双瞳、单眼复视者。

(3)畏光及影响外观者。

(4)同时伴有多种眼部损伤者,可考虑多种手术的联合治疗。如联合行白内障摘除或人工晶状体植入、小梁切除、睫状体复位、玻璃体切除、视网膜脱离复位术等。

2.术前准备

(1)伤后应卧床休息 1~2 周,待前房积血吸收,便于检查损伤情况。

(2)裂隙灯、前房角镜、UBM、B 超等检查,查明虹膜根部离断及眼底情况,以便设计手术方案。

(3)术前结膜囊内滴入抗生素及激素溶液,预防感染,控制炎症。

(4)根据患者病情,使用缩瞳或散瞳剂;如保留清亮晶状体、联合睫状体复位及小梁切除时使用缩瞳剂;联合白内障、玻璃体切除、视网膜脱离手术时使用散瞳剂。

(5)术前伴有继发性青光眼、眼压升高者,术前积极控制眼压,必要时术前1小时静脉滴注20％甘露醇250～500 mL。

3.手术方法

(1)虹膜间断缝合法:①晶状体清亮者,术前使用2‰毛果芸香碱缩瞳,缩至1 mm大小为宜。②球后麻醉及眶上神经阻滞麻醉。③在虹膜根部离断对侧角膜缘穿刺入前房,注入黏弹剂。将虹膜推向离断处角膜缘。④于虹膜离断部位角膜缘做以穹隆为基底的结膜瓣,角膜缘后1 mm相应处做1/2巩膜厚度的巩膜瓣。45°夹角斜行穿刺入前房,用眼内膜镊夹住少许虹膜根部,10-0聚丙烯缝线进针约0.5 mm,再将缝线自巩膜缘切口后唇由内向外出针于巩膜层间,恢复虹膜至眼内,结扎缝线。10-0尼龙线闭合巩膜瓣切口。⑤根据虹膜离断大小,增加缝针数目,直至瞳孔复原。⑥前房穿刺口进入注吸针头,吸出前房内黏弹剂。⑦间断缝合球结膜,结膜下注射地塞米松2 mg,妥布霉素2万U。

(2)双直针直接缝合法:①在虹膜根部离断部位,以穹隆部为基底,沿角巩膜缘剪开球结膜,距离角膜缘1 mm做2 mm×2 mm的三角形板层巩膜瓣。②15°夹角前房穿刺刀在虹膜根部离断部位的对侧角巩膜缘处做一穿刺口,前房内注入黏弹剂,将离断的虹膜推向房角并展平。③应用两端带有双直针的10-0聚丙烯线,一针沿穿刺口进入前房,走行于角膜与虹膜间或虹膜与晶状体间,距离断虹膜根部0.5～1 mm处进针,于相应的三角形巩膜瓣部位的角膜缘后1 mm出针。另一直针重复上述操作,两针相距2 mm,两根缝线打结,线结埋藏于巩膜瓣下。根据虹膜根部离断范围的大小,可重复上述操作。每组针间隔1～1.5个钟点的距离,以虹膜复位、瞳孔复圆为度。

(3)单针连续褥式缝合法:①于虹膜离断侧做以穹隆部为基底的结膜瓣,暴露角巩膜缘。②于虹膜根部离断中心点对侧的角膜缘内1 mm处做可进入TB针头的全层角膜切口,前房注入黏弹剂。在离断处注入黏弹剂,将虹膜根部轻微翘起,便于针头穿过。③将10-0聚丙烯线或10-0尼龙线穿入TB针内约3 cm,暴露两侧线头,经角膜缘内切口进入前房,距离断虹膜根部0.5～1 mm处穿入,自角巩膜缘后0.5 mm处穿出,将缝线一头取出约3 cm,针头退回前房,尖部达虹膜离断处外移2 mm,穿过虹膜离断缘后,轻度翘起,自角巩膜缘穿出,牵拉尼龙线。如离断范围较小,则退出针头,打结即可修复离断。如离断范围较大,则在带线状态下,针头用上述方法多次进出前房。每次均穿过虹膜离断缘,间距在2 mm左右,在巩膜与前房内形成W或WV形走线。④剪断巩膜表面缝线,形成2个或3个V形线段分别打结,即形成间断褥式缝合离断虹膜2或3针,完成对虹膜根部离断的修复。⑤针头退出后,扩大角膜切口至1 mm,使用注吸针头清除前房内黏弹剂。

4.术后处理

(1)结膜下注射抗生素、激素预防感染。

(2)滴用扩瞳剂放松睫状肌。

(3)口服止血药物。

(4)观察眼压,对症处理。

(5)术后6天拆除结膜缝线。

5.术中注意要点

(1)从虹膜离断相应部位的切口进入前房时,操作应十分小心,不要损伤晶状体或晶状体悬韧带,以免导致医源性白内障或玻璃体脱出。

(2)结膜瓣要大,能遮盖住角膜缘切口及角巩膜缝线,结膜瓣的缝线应当固定在巩膜的浅层,以免滑脱及移位,达不到遮盖的目的。

(3)钩出虹膜离断边缘时,不要过分牵拉虹膜,以免造成瞳孔变形或撕裂。

(4)缝针穿出虹膜时,针尖向上,以免损伤晶状体。

(5)术中合理使用黏弹剂,可压迫玻璃体,使之回纳玻璃体腔,同时创造手术空间,并可使离断的虹膜根部按术者的意愿翻卷,便于术中操作。

6.主要并发症

(1)玻璃体脱出:较大的虹膜根部离断,可能合并有晶状体悬韧带损伤及玻璃体前界膜损伤,玻璃体可以疝入离断区进入前房。手术时,必须设法防止其加重。如缝合完毕,仍有少量玻璃体脱出时,可剪断玻璃体,用生理盐水冲洗,一般可以复位;如果在切口处,有脱出的玻璃体形成的小球,可用虹膜剪平行于巩膜面剪除或用三角海绵蘸着,轻轻上提剪除之。

(2)医源性白内障:通常因夹或钩住虹膜离断端时,误伤晶状体所致。可改用鸭嘴平镊,先是闭着伸入,到达断端时,再张口进入约1 mm,夹住虹膜。这样,可以避免晶状体损伤。前房内注入黏弹剂,加深前房,也可防止白内障的发生。

(3)前房积血:由损伤虹膜根部虹膜动脉大环或其分支引起,小的前房积血约3天即可吸收。

第二节　眼球钝挫伤手术

一、概述

机械性钝力引起的眼部损伤称为眼球钝挫伤。钝挫伤可以引起眼组织的各种损伤,出现睫状体断离、玻璃体基底部撕脱、视网膜震荡、视网膜马蹄形裂孔、黄斑裂孔、玻璃体积血等。严重的玻璃体视网膜挫伤引起的玻璃体积血、视网膜脱离,必须行玻璃体手术治疗。

眼球钝挫伤引起的视网膜脱离多见于青年男性,多为单眼发病。视网膜裂孔多为锯齿缘断离和玻璃体基底部马蹄孔。锯齿缘断离最常见的部位是颞下和鼻上象限。锯齿缘断离范围局限,多小于 2 个钟点,部分可为巨大裂孔。眼底检查可见外伤性改变。如:玻璃体基底部牵拉、玻璃体积血、睫状体膜、晶状体脱位、局限性白内障等。一般锯齿缘小的断离视网膜呈扁平脱离,病情发展一般缓慢,部分眼底可见划界线和黄斑囊样变性。

二、术前辅助检查

(一)使用巩膜压迫器和间接检眼镜

使用巩膜压迫器和间接检眼镜详细检查双眼。

(二)B 超、彩超或 UBM 检查

对屈光介质混浊的病例了解眼后段和周边部玻璃体的情况。

(三)房角镜检查

观察有无房角后退、劈裂等情况。

(四)电生理检查

通过 ERG 和 VEP 检查评价视网膜和视神经的功能。

三、术式及操作

(一)巩膜外冷凝环扎术

1.适应证

锯齿缘断离和玻璃体基底部马蹄孔引起的视网膜脱离。

2.操作

术中嵴应直接顶压于锯齿缘断离处或使裂孔位于嵴的前坡近坡顶处,并使嵴保持一定的高度和长度,防止自嵴的两端漏水导致手术失败。

(二)玻璃体手术

1.适应证

单纯玻璃体积血或并发牵拉性视网膜脱离。

2.操作

(1)玻璃体切除:合并晶状体半脱位或全脱位可切除之,或超声粉碎去除。合并脉络膜上腔出血,可在术中切开巩膜并提高眼内灌注压放出脉络膜上腔液化的积血。

(2)吸出视网膜表面积血:后极部视网膜前的血池可以玻切头单纯吸取,玻切头与积血液面保持45°夹角,直视下见积血进入玻切口。较稠厚的积血可采用负压吸取,间断切除的方式。清除大部分积血后,对残余的积血以笛针吸除。

(3)剥离视网膜表面或视网膜下膜:解除视网膜前或视网膜下牵拉,恢复视网膜活动度。

(4)气-液交换、视网膜光凝或冷凝:封闭视网膜裂孔。

(5)气体或硅油填充。

四、术后并发症

(一)视网膜脱离和 PVR

视网膜脱离可以由于原视网膜裂孔未封闭、出现新裂孔或医源性裂孔导致。视网膜裂孔、视网膜脱离促进 PVR 的形成,PVR 可以促进视网膜裂孔的出现,加重视网膜脱离。

(二)玻璃体再积血

由于视网膜病变血管或纤维血管膜引起。少量积血可自行吸收,较多积血可玻璃体腔灌洗。

(三)继发性青光眼

这类病例多合并房角后退,应密切随访眼压。青光眼的控制以药物和眼外引流手术为主。

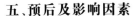

五、预后及影响因素

(一)预后

单纯玻璃体积血的病例,手术成功率 90% 以上。合并视网膜脱离的病例一次手术成功率 65%～91%。眼球钝挫伤单纯玻璃体积血的病例,术后视力为光感至 1.0;合并视网膜脱离的,33.3%～62.5% 患者术后视力达到 0.1 以上。

(二)影响因素

(1)眼组织受损的程度:眼钝挫伤后可造成眼部不同组织不同程度的损害,损害越多,越严重,视力预后越差。

(2)病变是否累及黄斑和视神经:视神经挫伤和黄斑区损伤是影响视力的重要因素,目前尚无有效的治疗方法。

(3)PVR 的程度:严重 PVR 或前 PVR 影响视力预后,并且是视网膜再脱离的原因之一。

(4)眼钝挫伤至手术的间隔时间:在初期炎症减轻后,如果玻璃体积血量较大,不能吸收,2 周以后应考虑手术治疗。伤后超过 1 个月的病例可能有并发症发生,影响预后。

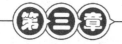

眼睑疾病

第一节　眼睑位置与功能异常

眼睑的正常位置应该是：①眼睑紧贴于眼球表面，中间形成毛细间隙，泪液借间隙的毛细管吸力，随瞬目运动向泪湖方向流动，润泽眼表；②睑缘保持和眼表面相适应的弯度，使睫毛指向前方，不与角膜接触；③眼睑能紧密闭合；④上睑能充分上举至瞳孔上缘而不遮挡视线；⑤上、下泪点贴靠在泪阜，使泪液顺利进入泪道。眼睑位置异常不仅在不同程度上影响其正常生理功能，也给眼球带来伤害，如内翻的睑缘和睫毛可导致眼部刺激症状及严重的角膜损伤，睑缘外翻可引起暴露性角膜炎。

一、倒睫和乱睫

倒睫与乱睫是指睫毛向后或不规则的生长，以致触及眼球的不正常状况。

（一）病因

凡能引起睑内翻的各种原因，均能造成倒睫，其中以沙眼最为常见。其他睑缘炎、睑腺炎、睑烧伤、睑外伤等，形成瘢痕后牵引睫毛倒向角膜。乱睫可由先天畸形引起。

（二）临床表现

倒睫多少不一，有时仅1～2根，有时全部向后或不规则生长，触及眼球、角膜，患眼疼痛流泪，持续性异物感。倒睫长期摩擦眼球、角膜，可致结膜充血、血管新生，角膜浅层混浊、角膜上皮角化，重者可引起角膜溃疡。

（三）诊断

外眼常规检查，手电筒侧照即可发现倒睫或乱睫。检查下睑时，患者需向下注视,方能发现睫毛是否触及角膜。

(四)治疗

对于异常的睫毛可以拔除、电解或冷冻。机械性拔除是暂时的,因为睫毛在2~3周内会再生。电解法破坏毛囊并拔除,也可在显微镜直视下将毛囊切除,但只对少数睫毛有效。也可用微型冷冻器对切开的毛囊进行冷冻,-20 ℃的治疗持续时间应不超过30秒,以免过度冷冻使睑缘变薄并损伤邻近的正常结构。倒睫数量较多者应行睑内翻矫正手术。

二、睑内翻

睑内翻是指睑缘向眼球方向内卷的眼疾。睑内翻达到一定程度,睫毛甚至睑缘外皮肤随之倒向眼球,刺激角膜。所以睑内翻与倒睫常同时存在。

(一)病因和分类

根据不同发病原因,分为非随意性(痉挛性、老年性)、瘢痕性和先天性。痉挛性睑内翻见于炎症刺激引起的眼轮匝肌反射性痉挛,致使睑缘内翻,这种情况通常持续少于6个月,且可发生于任何年龄。随着年龄的增长,老年性睑内翻发生率较高,好发于下睑,内、外眦韧带松弛以及皮肤萎缩失去正常张力,同时皮下组织松弛,睑板前的眼轮匝肌滑向上方,压迫睑板上缘,使睑缘内翻。瘢痕性睑内翻是由于结膜或眼睑瘢痕形成收缩所致,上下睑均可发生,常见于眼部慢性炎症如沙眼。先天性睑内翻少见,亚洲人发生率较高,病因机制复杂,大多由内眦赘皮、睑缘部轮匝肌过度发育或睑板发育不良所致。

(二)临床表现

患者有流泪、畏光、异物感、摩擦感等症状,致角膜溃疡者有眼刺痛。睑缘内卷,部分或全部睫毛倒向眼球表面,相应部位球结膜充血,角膜上皮脱落,荧光素弥漫性着色。继发感染可致角膜溃疡。长期不愈新生血管长入,使角膜失去透明性,视力不同程度减退。

(三)诊断

根据患者年龄,有无沙眼、外伤手术史,结合临床表现,容易作出诊断。

(四)治疗

非随意性睑内翻的暂时治疗方法是在下方或者颞侧施加张力,将下睑向面颊部牵拉,或者局部注射肉毒杆菌毒素。无效可切除多余松弛的皮肤及部分眼轮匝肌纤维,深部固定法缝合切口。急性痉挛性内翻应积极控制炎症。

瘢痕性睑内翻必须手术治疗,手术方式可考虑经皮肤切口削薄睑板后,深部固定法缝合。先天性睑内翻随年龄增长,鼻梁发育,可自行消失,不必急于手术,若患儿长至 5~6 岁,睫毛内翻仍未消失,严重刺激角膜,可考虑距睑缘 2 mm 做皮肤切口,深部缝合固定,利用结扎后的牵引力矫正睑缘位置。

三、睑外翻

睑外翻是指睑缘离开眼球,向外翻转,睑结膜不同程度暴露在外,常合并睑裂闭合不全。如果不治疗,睑外翻可导致暴露性角膜炎、角膜瘢痕、溃疡,甚至穿孔。

(一)病因和分类

根据不同病因,可分为 5 类。

1.瘢痕性睑外翻

最为常见,发生在睑皮肤垂直性瘢痕收缩的基础上,常见的原因有创伤、烧伤、化学伤、眼睑溃疡、眶缘骨髓炎、睑部手术等情况。

2.老年性睑外翻

为眼轮匝肌及眼睑皮肤松弛,下睑本身重量使之下坠引起,仅见于下睑。组织病理学可发现伴随边缘动脉硬化的眼轮匝肌变性病灶,提示慢性肌肉缺血。

3.麻痹性睑外翻

麻痹性睑外翻是由于外伤或其他原因导致面神经麻痹,眼轮匝肌收缩功能丧失,致使眼睑外翻,也仅限于下睑。

4.机械性睑外翻

由眼睑、颊部巨大肿瘤或者是由于不合适眼镜的重力影响造成。

5.先天性睑外翻

较为少见,可单独发生或伴随其他异常,如睑裂狭小、眼球异常及系统性病变如 21-三体综合征。

(二)临床表现

轻微者仅靠近内眦部下睑缘离开眼球表面,下泪小点向外不能吸引泪湖的泪液以致溢泪,泪液的长期浸渍产生下睑湿疹。严重者整个眼睑向外翻转,结膜暴露。结膜长期暴露致干燥充血,久之变粗糙肥厚。因眼睑闭合不全,角膜失去保护,发生干燥和上皮脱落,严重者可发生暴露性角膜炎,甚至角膜溃疡形成,严重危害视力。

(三)诊断

根据患者年龄,有无外伤手术史,结合临床表现,容易作出诊断。但需和Graves病引起的眼睑退缩相鉴别。

(四)治疗

瘢痕性睑外翻必须依靠手术治疗,其治疗原则为增加眼睑前层的垂直长度,消除睑缘垂直方向的牵拉力。轻度的睑外翻可采用穿透电热疗法,在睑缘4～5 mm结膜面对睑板下方进行电热,使胶原纤维收缩将眼睑拉回正常位置。中、重度眼睑外翻需行瘢痕松解及清除后联合自体游离植皮术。老年性睑外翻做Z形皮瓣矫正或V、Y成形术。麻痹性睑外翻积极治疗原发病,在先天性面神经麻痹患者,眼轮匝肌麻痹常可自发恢复,故应采取保守治疗,可选择润滑性眼膏夜间包眼、湿房保护或暂时性睑缘缝合。不可逆的麻痹性睑外翻可在睑裂部的内外远端分别做永久性睑缘缝合,或用自体阔筋膜通过睑缘皮下,分别缝合固定于内外眦韧带,使外翻复位。

四、眼睑闭合不全

眼睑闭合不全亦称兔眼,指睡眠或试图闭眼时眼睑不能完全闭合,致使部分眼球暴露。

(一)病因

眼睑不能闭合的最常见原因是面神经麻痹,导致眼轮匝肌收缩功能障碍,其次为瘢痕性外翻或严重睑球粘连限制了眼睑的移动。其他原因包括眼眶容积和眼球大小比例失调包括甲状腺病性突眼、眼眶肿瘤、先天性青光眼、角巩膜葡萄肿等。全身麻醉或重度昏迷时可发生功能性眼睑闭合不全。

(二)临床表现

患者主诉刺激症状、异物感及烧灼感。轻度兔眼,闭睑时眼球反射性上转(Bell现象),只有球结膜暴露,引起结膜充血、干燥、过度角化。中度以上兔眼角膜受累,上皮干燥脱落,点状角膜上皮病变取决于睡眠时角膜的位置。角膜病变可发生在下方、中央甚至是上方,因为有些患者睡眠时眼球下转。严重者可致角膜溃疡,视力不同程度下降。

(三)诊断

自然闭眼时眼睑不能闭合或闭合不全。球结膜或角膜显露,有结膜干燥,溢泪,重者有暴露性角膜炎,角膜荧光素染色检查阳性,视力下降。

(四)治疗

首先针对病因治疗,一时无法去除病因者,采取有效措施保护角膜。可用人工泪液频繁点眼,睡眠时予以抗生素眼膏或含透明质酸钠的眼用凝胶涂眼,必要时建立透明密合眼罩的湿房,避免角膜干燥和溃疡的发生。神经麻痹性眼睑闭合不全,在睑裂区内外侧分别各做一个永久性睑缘缝合,可有效避免暴露性角膜炎。瘢痕性眼睑闭合不全,根据手术适应证行眼睑植皮术、眼睑成形或睑球粘连分离术。突眼性眼睑闭合不全,应针对病因治疗突眼,如与甲亢相关眼病。必要时可行睑裂缝合术,做暂时性的保护治疗。

五、上睑下垂

上睑的正常位置在上方角膜缘和上方瞳孔缘的中部,具体位置有小的差异,上睑下垂是指上睑提肌(动眼神经支配)和 Müller 肌(颈交感神经支配)功能部分或完全丧失,致使一侧或双侧的上睑明显低于正常位置。

(一)病因

可以分为先天性和获得性两大类。先天性者多为动眼神经核或上睑提肌发育不良,肌纤维收缩和舒张功能均异常,常染色体显性或隐性遗传。获得性者由眼睑本身病变引起,也可因神经系统及其他全身性病变导致。常见原因包括动眼神经麻痹、上睑提肌损伤、交感神经疾病、重症肌无力、上睑炎性肿胀或新生物等。

(二)临床表现

先天性上睑下垂单眼或双眼上睑提肌功能不全或丧失,自然睁眼平视时,轻者上睑缘遮盖角膜上缘超过 3 mm,中等程度下垂遮盖角膜 1/2,重度下垂者超过角膜 1/2 或遮盖全部角膜。双眼上视时,下垂侧眉毛高竖,以额肌收缩来补偿上睑提肌功能的不足,患侧额部皮肤有明显横行皱纹。双侧下垂者常需仰头视物。先天性上睑下垂大约有 25% 的患者合并上直肌功能不全或麻痹,影响眼球上转。

后天获得性多有相关病史及其他症状,肌源性上睑下垂中重症肌无力的初发症状经常是上睑下垂和复视,眼轮匝肌也常被累及,晨起时症状较轻,症状逐渐加重。当患者眼位从水平快速向下转动时,上睑向上颤动,这种现象称之为 Cogan 眼睑抽动。但是眼睑的疲劳症状更常见,注射新思的明后症状减轻。此外对自身抗乙酰胆碱抗体的检测也有助于诊断。Horners 综合征压迫颈交感神经,使 Müller 肌麻痹发生上睑下垂,下垂的程度一般不超过 2 mm。严重的皮肤松弛患者,睑板前皮肤下垂遮盖睑缘可造成上睑下垂的外观。

(三)诊断

结合相关病史,测量原位时睑裂高度及眼睑下垂量,判断上睑下垂的程度。可指压眉弓测试上睑提肌功能,睑缘活动度 4 mm 以下者表示肌力很差,5～7 mm 为中等,8 mm 以上为良好。新斯的明或依酚氯铵试验有助于排除重症肌无力。

(四)治疗

先天性上睑下垂以手术治疗为主。手术的目的是恢复外观对称,如果上睑提肌肌力良好,术后各眼位保持外观对称的可能性较大,大多数情况下,保证双眼水平位的对称即可。如果下垂严重遮挡瞳孔可导致弱视,应早期手术。如果上睑提肌功能尚未完全丧失,手术方式宜选择上睑提肌缩短,手术的切口有皮肤和结膜切口两种,近年来主张施行联合手术切口进行上睑提肌缩短矫正上睑下垂。上睑提肌肌力弱不能满足手术要求时,应选择需额肌悬吊术或自体阔筋膜悬吊术。早期上睑下垂,应注意排除重症肌无力、神经系统、或眼部及全身病引起的上睑下垂,需先进行病因和药物治疗,无效时再考虑手术。

六、眼睑痉挛

良性眼睑痉挛少见,由非自主性肌收缩引起如眼轮匝肌持续反复痉挛。老年人多见,双侧累及,痉挛的程度和频率可呈增加趋势,导致不受控制的闭睑动作,患者只有在闭睑间隙方能视物,痉挛范围波及整个面部及颈部时称之为 Meig 综合征。

目前病因不明,可能和基底神经节功能异常有关,情绪紧张和疲劳加重症状,心理疗法和精神类药物治疗效果欠佳。

眼睑痉挛和半侧面肌痉挛相鉴别,后者单侧发作,半侧面部痉挛,多为动脉瘤和 Fossa 瘤压迫面神经有关,Fenett 神经手术减压效果欠佳,暂时性神经肌肉阻滞剂有一定效果。其他引起面部痉挛的疾病有迟发性运动障碍和面肌抽搐。眼睑痉挛的治疗首先要确定患者是否存在异常的精神症状,精神治疗、生物反馈训练可能有效,多数患者经重复注射肉毒杆菌毒素 A,产生暂时性神经肌肉麻痹,缓解症状,不能耐受药物治疗,可考虑手术切削面神经或选择性眼轮匝肌切除等治疗方案。

七、皮肤松弛

随年龄的增长,眼睑皮肤失去弹性,变得臃肿,正常情况下在睑板周围的皮肤和眼轮匝肌的共同作用下,睑板保持在正常位置,这种作用减弱后发生皮肤松垂,遮挡上方部分视野。

眼睑皮肤松弛影响视力和外观时可以手术治疗,上睑可将浅层肌肉、脂肪和部分皮肤切除,下睑可行脉冲 CO_2 和铒激光收紧眶周皮肤进行治疗,但要注意眼睑皮肤十分娇嫩,操作时谨慎。

第二节 眼睑炎症

一、眼睑湿疹

(一)定义及分型

眼睑湿疹有急性和慢性两种。局部皮肤涂抹滴眼液、眼膏或其他不能耐受的刺激性物质时,常呈急性湿疹,是一种过敏性皮肤病。溢泪、慢性泪囊炎、卡他性结膜炎等则可引起慢性湿疹。

(二)诊断

(1)病变部位痒感明显。

(2)急性者初起时,睑皮肤肿胀充血,继而出现疱疹、糜烂、结痂。如有继发感染,则可形成脓疱、溃疡。慢性者,局部皮肤肥厚、粗糙及色素沉着。少数可并发结膜炎和角膜浸润。血液中常有嗜酸性粒细胞增多。

(三)治疗

停用有关药物,去除致病因素。局部糜烂、渗液时,采用3%硼酸溶液湿敷。局部丘疹而无渗出时,可外用炉甘石洗剂,已干燥的病变可外用氧化锌糊剂或四环素可的松眼膏。全身口服抗过敏药物,如苯海拉明、氯苯那敏(扑尔敏)、去氯羟嗪(克敏嗪),静脉推注葡萄糖酸钙。重症患者可加用口服皮质类固醇药物,并对症处理。

二、眼睑带状疱疹

(一)定义

眼睑带状疱疹为水痘-带状疱疹病毒侵犯三叉神经的半月神经节或其第一、第二支,在其分布区域发生伴有炎性的成簇疱疹。各年龄及性别组均可出现,但多见于老人及体弱者。

(二)诊断

起病前常先有发热、疲倦、全身不适、神经痛、畏光、流泪等前驱症状。3 天后,三叉神经分布区出现皮肤肿胀、潮红、群集性疱疹。水疱可变干结痂,痂皮脱落后常留下瘢痕及色素沉着。病变区域可留有长期的感觉消失或异常。皮损局限于神经支配区域,不超过鼻部中线为眼睑带状疱疹的最大特征。有时同侧眼的角膜与虹膜也可同时累及。继发感染者,相应部位淋巴结肿大。

(三)治疗

发病初期局部可涂 1%甲紫(龙胆紫)液或氧化锌物剂。也可用 0.1%～0.2%碘苷(疱疹净)液湿敷或 3%阿昔洛韦眼膏涂布。适当休息,给予镇静、止痛剂,以及维生素 B_1 及维生素 B_2。重症患者,为增强抵抗力,可用丙种球蛋白及转移因子。预防继发感染,必要时全身使用抗生素。出现角膜炎、虹膜炎等并发症时,局部应用抗病毒药和散瞳药等。

三、单纯疱疹病毒性睑皮炎

(一)定义

单纯疱疹病毒性睑皮炎由单纯疱疹病毒所引起。这种病毒通常存在于人体内,当身体发热或抵抗力降低时,便趋活跃。因发热性疾病常常可以引起单纯疱疹发生,故又名热性疱疹。

(二)诊断

病变多发生于下睑部位,并与三叉神经眶下支分布范围符合。初发时睑部出现簇状半透明小疱组成的疱疹,约在 1 周内干涸,以后结痂脱落,不留下痕迹,但可复发。发病时有刺痒与烧灼感。如发生在近睑缘部位,亦有可能蔓延到角膜。病变基底刮片,常证实有多核巨细胞。

(三)治疗

(1)局部保持清洁,防止继发感染。涂 1%煌绿乙醇后涂氧化锌糊剂或抗生素软膏,以加速干燥结痂过程。

(2)病变蔓延至角膜,见单纯性角膜疱疹的治疗。

四、眼睑丹毒

(一)定义

丹毒是由溶血性链球菌感染所致的皮肤和皮下组织的急性炎症。面部丹毒常易累及眼睑,累及眼睑时称为眼睑丹毒,上下眼睑均可发病,并向周围组织蔓延。

(二)诊断

眼睑丹毒典型症状为皮肤局部充血(鲜红色)、隆起、质硬,表面光滑,病变边缘与正常皮肤之间分界清楚,周围有小疱疹包围,这是临床诊断的重要特征。眼睑常高度水肿,不能睁开,患部剧烈疼痛和压痛。耳前和颌下淋巴结常肿大,全身伴有高热。在病变过程中,如发现深部组织硬结化,应视为睑脓肿的前驱症状。睑部丹毒除可由面部蔓延而来以外,还可因睑外伤或湿疹继发性感染所致。抵抗力较强的患者,病变可于几天之内自行消退,但大多数情况,不经彻底治疗则病变可迁延数周之久,愈后无免疫力,遇到寒冷或创伤时,在原发灶上易复发。多次复发的结果慢慢会变成睑象皮病。

坏疽性丹毒是一种较严重的丹毒感染,一般都原发于眼睑部。这种丹毒可在几小时或几天之内引起眼睑深部组织坏死,表面覆盖一层黑色硬痂皮,几周后脱落。

睑部丹毒可通过面部静脉或淋巴组织向眶内或颅内蔓延扩散,造成严重后果。有的病例由于眼球和眼眶组织的破坏而导致视神经炎和视神经萎缩,以致失明。

(三)治疗

(1)局部紫外线照射,同时肌内或静脉注射大剂量青霉素。

(2)卧床休息。

五、睑缘炎

(一)概述

睑缘炎可根据解剖部位而分类:前部睑缘炎主要累及睫毛的基底部,而后部睑缘炎累及睑板腺开口处。传统上,临床将睑缘炎分为葡萄球菌性、脂溢性、睑板腺功能障碍(MGD)或多种因素共存型。葡萄球菌和脂溢性睑缘炎主要累及前部眼睑,可诊断为前部睑缘炎。而睑板腺功能障碍累及后部睑缘。本临床指南涉及了这3种类型的慢性睑缘炎。

各种类型的睑缘炎的症状有相当大的重叠。睑缘炎常导致与之相关的眼表炎症,如结膜炎、功能性泪液缺乏和角膜炎。睑缘炎也可使原有的眼表疾病如过敏和泪液水样层缺乏(干燥性角结膜炎,或 KCS)症状加重。睑缘炎慢性病程、病因不明及与眼表疾病共存的特点使其治疗较为困难。

葡萄球菌性睑缘炎特点为沿睫毛区有鳞屑和结痂形成。慢性炎症可间或发生急性恶化,导致溃疡性睑缘炎发生。还可能发生睫毛脱落并可累及角膜,出现点状角膜上皮缺损、新生血管形成和边缘性角膜浸润。

尽管在正常人群和睑缘炎的患者眼睑中分离出表皮葡萄球菌的阳性率都很高(89%～100%),但是在临床诊断为葡萄球菌性睑缘炎患者的眼睑分离出金黄色葡萄球菌的阳性率更高一些。表皮葡萄球菌和金黄色葡萄球菌均对葡萄球菌性睑缘炎的形成起到一定作用,但作用机制尚很不清楚。有报告说毒素的产生与睑结膜炎有关。然而,也有人发现金黄色葡萄球菌的毒素与疾病之间没有关系。也有免疫机制的相关报道。金黄色葡萄球菌细胞壁成分过敏可使发生睑缘炎。在40%的慢性睑缘炎的患者中发现了对金黄色葡萄球菌的细胞介导的免疫功能增强,而正常人群则没有增强。在与葡萄球菌性睑缘炎相关的角膜炎发病中认为有细胞介导的免疫机制参与。葡萄球菌抗原自身可通过黏附于角膜上皮中的细菌抗原结合受体而产生炎症反应。

脂溢性睑缘炎的患者前部眼睑有脂性结痂,常在眼眉和头皮处也有脂溢性皮炎。

睑板腺功能失调的睑缘病变特征有皮下和黏膜交接处可见明显的血管,睑板腺口阻塞,睑板腺分泌少或浑浊,睑缘和睑板腺肥厚和粗糙以及睑板腺囊肿,这些改变可最终致睑板腺萎缩。睑板腺功能障碍的患者还经常同时患玫瑰痤疮或脂溢性皮炎。有文献报道睑板腺功能障碍的患者与正常人相比,其睑板腺分泌物的成分有改变。

(二)流行病学

尽管目前已认识到睑缘炎是最常见的眼部疾病,但其特定人群中的发病率和患病率的流行病学资料尚缺乏。单中心的一个90例慢性睑缘炎的研究表明,患者平均年龄为50岁。与其他类型的睑缘炎相比,葡萄球菌性睑缘炎患者相对年轻(42岁),多为女性(80%)。

1.睑缘炎相关情况和病因

有报告称葡萄球菌性睑缘炎中50％患者患有干燥性角结膜炎。反之,在一个对66名干燥性角结膜炎患者的研究中发现,75％的患者患有葡萄球菌性结膜炎或睑缘炎。泪液缺乏所致局部裂解酶和免疫球蛋白水平的下降可使局部对细菌的抵抗力下降,从而易患葡萄球菌性睑缘炎。

25％～40％的脂溢性睑缘炎和睑板腺功能障碍患者和37％～52％累及眼部的玫瑰痤疮患者伴有泪液缺乏。这可能由于脂质层缺乏导致泪液蒸发过强及眼表知觉下降所致。慢性睑缘炎患者出现角结膜干燥与泪膜中磷脂水平下降有相关性。玫瑰痤疮与上皮基膜异常和反复角膜上皮糜烂有关。

即使泪液分泌正常,睑板腺功能障碍的患者荧光素泪膜破裂时间也明显变短。这表明睑板腺分泌对维持泪膜的稳定性具有重要意义。各种类型的慢性睑缘炎临床特征之间的重叠,以及各种类型的睑缘炎均和泪液功能障碍有程度不同的联系,突出了睑缘炎和泪液功能障碍之间关系的复杂性,也表明了对有眼部刺激症状主诉的患者进行多种治疗的必要性。

脂溢性睑缘炎和睑板腺功能障碍患者的皮肤病变可能有共同的病因和易感因素。在一项研究中,95％的脂溢性睑缘炎患者同时患有脂溢性皮炎。在患有一种称为原发性(弥漫性)睑板腺炎的睑板腺功能障碍(MGD)的患者中,74％的患者患有脂溢性皮炎,51％的患者患有玫瑰痤疮(酒渣鼻痤疮)。

玫瑰痤疮是一种累及皮肤和眼部的疾病,常见于肤色较淡者。典型的面部皮肤表现为红斑、毛细血管扩张、丘疹、脓肿、皮脂腺突出和酒渣鼻。皮肤较黑的患者较难诊断玫瑰痤疮,是由于较难分辨出扩张的毛细血管和面部充血。玫瑰痤疮常被漏诊,部分原因是毛细血管扩张和面部充血等体征轻微。

异维A酸是一种治疗严重囊性痤疮的口服药,也可引起睑缘炎。据报告,23％的患者出现眼部不良反应,其中的37％表现为睑缘炎、结膜炎或睑板腺炎。口服异维A酸剂量为2 mg/(kg·d)的患者中43％出现睑缘结膜炎,口服剂量1 mg/(kg·d)的患者中20％患睑缘结膜炎。停药后绝大多数的患者病情改善。

角膜接触镜相关的巨乳头性角结膜炎患者发生睑板腺功能障碍的比率明显增加。巨乳头性角结膜炎的严重程度可能与睑板腺功能障碍的严重程度具有相关性。

表3-1列出可能产生睑缘炎症导致睑缘炎的病种。

表 3-1 与睑缘炎症有关的其他情况

病因	疾病名称	病因	疾病名称
细菌感染	脓疱病	免疫性疾病	异位性皮炎
	丹毒		接触性皮炎
			多形红斑
病毒感染	单纯疱疹		天疱疮
	传染性软疣		类天疱疮
	带状疱疹		Steven-Johnson 综合征
	乳头状瘤病毒感染		结缔组织病
	牛痘苗感染		盘状狼疮
			皮肌炎
寄生虫感染	阴虱		供体-受体疾病
皮肤病	鳞屑病	恶性眼睑肿物	基底细胞癌
	鱼鳞癣		鳞状细胞癌
	剥脱症		皮脂腺癌
	红皮病		黑色素瘤
			卡波济肉瘤
			杀真菌剂肌炎
良性眼睑肿物	假性上皮细胞瘤样增生	外伤	化学伤
	角化症		热损伤
	鳞状细胞乳头状瘤		放射伤
	皮脂腺增生		机械性损伤
	血管瘤		手术损伤
	化脓性肉芽肿	中毒	药物性中毒

2.自然病史

睑缘炎是一种慢性疾病,可于儿童期发病,间歇性加重和缓解。葡萄球菌性睑缘炎随时间延长可减轻。一项研究表明,葡萄球菌性睑缘炎的患者平均年龄为 42 岁,有短期的眼部症状病史(平均 1.8 年)。患有脂溢性睑缘炎和睑板腺功能障碍的患者总的来说年龄较大一些,眼部症状持续时间相对长一些(6.5～11.6 年)。严重的葡萄球菌性睑缘炎可最终导致睫毛脱落、眼睑瘫痪形成伴有倒睫、角膜瘢痕和新生血管形成。严重的眼部玫瑰痤疮患者可发展成浅层点状上皮病变,角膜新生血管化和瘢痕化。睑缘毛细血管扩张和睑板腺开口狭窄可见于无症状的老年人。

(三)预防和早期发现

适当的治疗和处理可缓解睑缘炎的症状和体征,防止造成永久的组织损害和视力丧失。对于类似睑缘炎表现的癌症,早期诊断和适当治疗可以挽救生命。

(四)诊治过程

1.患者治疗效果评价标准

睑缘炎的治疗效果评价标准如下。

(1)防止视力丧失。

(2)尽量减少组织损伤。

(3)减轻睑缘炎的症状和体征。

2.诊断

所有的患者应定期对眼部情况作一个眼部综合的医疗评估。对有睑缘炎症状和体征患者的最初评估包括眼部综合医疗评估中的相关方面。睑缘炎的诊断常是基于患者的典型病史和特征性检查所见。辅助检查偶尔也有帮助。

(1)患者病史:在了解患者病史时询问如下问题将有助于获得所需信息。①症状和体征:如眼红,刺激症状、烧灼感、流泪、痒、睫毛根部结痂、睫毛脱落、睫毛黏附、不能耐受角膜接触镜、畏光、瞬目增多,这些症状在晨起时较重。②症状持续时间。③单眼或双眼发病。④加重因素:如吸烟、变应原、风、接触镜、湿度降低、视黄醛、饮食和饮酒等。⑤与全身疾病相关的症状:如玫瑰痤疮、过敏。⑥目前和既往全身和局部用药情况。⑦最近与有感染的患者的接触:如虱病。⑧眼部病史应考虑既往眼睑和眼部手术史,以及放射和化学烧伤的局部外伤史。⑨全身病史应考虑皮肤病如皮疹、玫瑰痤疮、湿疹以及用药情况(如异维 A 酸)。

(2)检查:体格检查包括视力测量、外眼检查和裂隙灯检查。

外眼检查应在光线好的房间内进行,特别注意以下情况。①皮肤:包括与玫瑰痤疮有关的如酒渣鼻、红斑、毛细血管扩张、丘疹、脓疱、面部皮脂腺肥大、皮炎、皮疹。②眼睑:包括睑缘充血/红斑;睫毛脱落、断裂或乱生;睫毛根部异常堆积物;溃疡;囊泡;过度角化;鳞屑;睑板腺囊肿/睑腺炎;瘢痕形成;眼睑外翻或内翻。

裂隙灯活体显微镜检查应注意以下方面。①泪膜:黏液层和脂质层的质量、泡沫形成。②前部睑缘:充血、毛细血管扩张、瘢痕形成、色素变动、角化、溃疡、囊泡、血液渗出物、虱病和肿块。③睫毛:位置不正、方向不正、缺失或断裂、虱卵和化妆品积聚。④眼睑后缘:睑板腺开口异常,如赘生物、后退、增生、阻塞;睑板腺分泌物情况如能否排出、黏稠度、浑浊度、颜色等；新生血管；角化；结节；增厚；结痂。⑤睑结膜：翻开眼睑，睑板腺的外观和腺管如扩张和炎症，睑板腺囊肿，充血，瘢痕，角化，乳头/滤泡反应，脂性渗出/浓缩物。⑥球结膜：充血，小泡，荧光素/孟加拉玫瑰红/丽丝胺绿点状着色。⑦角膜：荧光素/孟加拉玫瑰红/丽丝胺绿点状着色，浸润，溃疡和/或瘢痕，新生血管形成包括斑翳、囊泡。

3.诊断性试验

目前尚没有临床特异的睑缘炎的诊断性实验。然而，可对反复前部眼睑伴重度炎症的患者和对治疗反应不佳的患者进行睑缘细菌培养。

在症状明显不对称、治疗无效或睑板腺囊肿单一病灶反复发作且治疗不佳者应行眼睑活检，除外癌症的可能。在怀疑皮脂腺癌取病理前应咨询病理学家，讨论肿瘤可能播散的范围和做冰冻切片。新鲜的组织可能需用特殊的染色如油红-O寻找脂质。

临床症状可帮助区别葡萄球菌、脂溢性和睑板腺功能不良性睑缘炎，总结于表 3-2。这些不同种类的睑缘炎的临床症状经常互相重叠，并与干眼症状相似。

表 3-2　睑缘炎分类症状

特征	前部眼睑		后部眼睑
	葡萄球菌性	脂溢性	睑板腺功能障碍
睫毛缺损	经常	很少	（—）
睫毛方向不正	经常	很少	病程长时可有
眼睑聚积物	硬痂	油性或脂性	油脂过多，可能为泡沫状
眼睑溃疡*	很少出现严重发作	（—）	（—）
眼睑瘢痕	可能发生	（—）	长期病程也不少见
睑板腺囊肿	很少	很少	偶尔至经常，有时多发
睑腺炎	可能发生	（—）	（—）
结膜	轻至中度充血，可能有小泡	轻度充血	轻至中度充血，睑结膜乳头样反应
泪液缺乏	经常	经常	经常
角膜	下方角膜上皮点状缺损，周边/边缘浸润，瘢痕，新生血管和血管翳变薄，小泡（尤其是 4～8 点钟）	下方角膜上皮点状缺损	下方角膜上皮点状缺损，浸润，瘢痕形成，新生血管化，斑翳，溃疡
皮肤疾病	异位，很少	脂溢性皮炎	玫瑰痤疮

注：* 也可考虑单纯疱疹病毒感染；表内（—）表示在该类型的睑缘炎不出现这种特征。

4.治疗

尚无足够的证据可以明确推荐睑缘炎的治疗方案,患者必须明白在很多情况下是不能完全治愈的。下列治疗措施可有一定帮助:①热敷;②注意眼睑卫生;③抗生素;④局部应用糖皮质激素(简称激素)。

睑缘炎患者治疗的第一步是进行眼睑清洁,可有多种方法。一种方法是热敷几分钟来软化结痂粘连和/或加热睑板腺分泌物,然后轻轻按摩眼睑来促进睑板腺的分泌。仅有前部睑缘炎的患者和手灵活性较差的患者可能会忽略按摩。一般在患者方便的时候每天进行一次按摩即可。过多的眼睑按摩反而可能刺激眼睑。然而,有的患者发现每天反复进行热敷有效。有的患者在热敷后轻轻擦去眼睑的分泌物会更好。可使用稀释的婴儿香波或眼睑清洁棉签轻擦睫毛根部以进行眼睑清洁。有规律地每天或一周数天进行眼部清洁,经常可以缓解慢性睑缘炎的症状。要告知患者需终身注意眼部卫生,如果停止治疗的话,症状可能反复。

对于有金黄色葡萄球菌感染的睑缘炎,局部滴用抗生素如杆菌肽或红霉素可每天一次至数次,或睡前应用一次,持续1周至数周。根据病情严重程度不同决定用药的时间和频率。如果睑板腺功能障碍患者的慢性症状经眼部清洁后不能很好控制,可口服四环素。每天多西环素100 mg或四环素1 000 mg,当临床症状减轻(通常需2~4周)时可减量至每天多西环素50 mg或四环素250~500 mg,可根据患者病情的严重程度和对药物的反应停药。用四环素的理由是一些小型的临床试验报告四环素对缓解眼部玫瑰痤疮患者的症状有效,并可提高眼部玫瑰痤疮和睑板腺功能障碍患者的泪膜破裂时间。实验室研究还表明它可以降低表皮葡萄球菌和金黄色葡萄球菌脂酶的产生。四环素及相关药物可引起光敏反应、胃肠不适、阴道炎,在极少的情况下还可引起氮质血症。在大脑假瘤病例中已提示这一点,同时它还可以降低口服避孕药的药效,增强华法林的药效。20 mg缓释多西环素每天2次可减少不良反应。这些药物对孕妇、哺乳期及对四环素有过敏史的人禁用。儿童不宜用四环素,因为可使牙齿着色。可用口服红霉素替代。已有报道四环素和米诺四环素可使巩膜着色并引起结膜囊肿的发生。

短期内局部滴用激素可改善眼睑或眼表的炎症,如严重的结膜充血、边缘性角膜炎或滤泡性结膜炎。一般每天数次用于眼睑或眼球表面。一旦炎症得到控制,应停药或减量,然后间断应用以改善患者症状。激素应用最小有效剂量,并避免长期应用。应告知患者激素的不良反应,包括眼压增高和发生青光眼的可能性。应用部位特异性激素,如氯替泼诺,以及眼部穿透性弱的激素如氟米龙,可减少这些不良反应。对于维持治疗的方案还有待进一步讨论。由于许多睑缘炎的患者伴有泪液缺乏,在眼部清洁和用药的同时应用人工泪液(每天2次)可改善症状。

对于不典型的睑缘炎或者药物治疗效果不理想的睑缘炎,应重新进行考虑。有结节样肿块、溃疡、大的瘢痕、局限的痂和皮炎鳞屑或急性炎症中间伴黄色的结膜结节提示可能为眼睑肿瘤。基底细胞癌和鳞状细胞癌是最常见的累及眼睑的恶性肿瘤。黑色素瘤和皮脂腺癌是眼睑第2位的恶性肿瘤。皮脂腺癌可能有多发病灶,可由于变形性骨炎样播散表现为严重的结膜炎症而难以诊断。

5.随诊

应告知有轻度睑缘炎的患者如果病情加重应及时复诊。随诊时间间隔应视病情严重程度、治疗方案和伴随疾病因素,如应用糖皮质激素治疗的青光眼患者等因素而定。随访时应注意随访间期的情况、视力测量、外眼检查和裂隙灯检查。如果应用了激素治疗,应在数周内了解治疗的效果,测量眼压并了解患者用药的依从性。

6.医疗提供者和环境

睑缘炎的诊断和治疗需要较多的医学技术和经验。非眼科医师检查的睑缘炎的患者若发生如下情况之一应立即转诊至眼科医师:①视力下降;②中或重度疼痛;③严重或慢性眼红;④角膜受累;⑤反复发作;⑥治疗无效。

睑缘炎患者可在门诊进行治疗。

7.咨询/转诊

诊治睑缘炎患者的一个最重要的方面是教育他们认识到该病的慢性病程和反复发作的特性,应告知患者病情常可得到控制,但很少能根治。

六、睑腺炎

(一)定义及分类

睑腺炎为眼睑腺体及睫毛毛囊的急性化脓性炎症。多见于儿童及年轻人。根据发病部位不同,可分为外睑腺炎和内睑腺炎两种。化脓性细菌(以葡萄球菌多见)感染,引起睫毛毛囊皮脂腺或汗腺的急性化脓性炎症,称外睑腺炎;而引起睑板腺急性化脓性炎症的,则称内睑腺炎。

(二)诊断

1.外睑腺炎

睑缘部红、肿、热、痛,触痛明显。近外眦部者常伴有颞侧球结膜水肿。数天后,睫毛根部出现黄脓点,溃破排脓后痊愈。炎症严重者,常伴同侧耳前淋巴结肿大、压痛,或可伴有畏寒、发热等全身症状。

2.内睑腺炎

被局限于睑板腺内,眼睑红肿较轻,但疼痛较甚。眼睑红、肿、热、痛,睑结膜面局限充血、肿胀,2~3天后其中心可见黄脓点。自行穿破,脓液排出后痊愈。

(三)治疗

脓肿形成前,应局部热敷,使用抗生素滴眼液及眼膏。反复发作及伴有全身反应者,可口服抗生素类药物。脓肿成熟时需切开排脓。应注意:外睑腺炎,其皮肤切口方向应与睑缘平行;内睑腺炎,其睑结膜面切口方向须与睑缘垂直。切忌挤压排脓,以免细菌随血流进入海绵窦引起脓性栓塞而危及生命。

七、睑板腺囊肿

(一)定义

睑板腺囊肿是睑板腺排出管阻塞、腺内分泌物滞留,刺激管壁引起的睑板腺无菌性慢性炎性肉芽肿。

(二)诊断

(1)多偶然发现,一般无显著症状。囊肿较大时,可有沉重不适感,部分则有异物感。

(2)单发或多发,上睑尤多。眼睑皮下可扪及圆形、边界清楚、与皮肤不粘连的肿块,无压痛。相应的睑结膜充血,呈紫红或紫蓝色。如有继发感染,则其表现类似睑腺炎。反复发作的老年患者,应警惕睑板腺癌和横纹肌肉瘤之可能。

(3)切开后可见黏稠的灰黄色胶样内容物:符合前两项条件即可诊断睑板腺囊肿,第三项可加强诊断。若切开后内容物不是黏稠的胶样物质,而是脆碎的组织,必须进行病理检查。

(三)治疗

囊肿小者,可不予处理,任其自行吸收或消散。也可局部热敷,或用2%黄氧化汞眼膏涂布并按摩,以促进囊肿吸收。囊肿大者,需手术刮除,睑结膜面的切口方向须与睑缘垂直,彻底清除囊肿内容物并向两侧分离囊膜壁逐渐剥离。

八、睑板腺阻塞

(一)病因

睑板腺阻塞是指睑缘炎、慢性结膜炎或其他原因造成睑板腺排泄管阻塞,分泌物积存日久而钙化。

(二)诊断

(1)患者可有干痒感,有时有异物感。

(2)透过睑结膜可见点状及线条状黄白色凝聚物,日久形成小结石。

(三)治疗

病因治疗的同时可局部应用抗生素眼膏,并按摩。小结石突出于睑结膜面时,可在 1‰丁卡因表面麻醉后,用尖锐小刀或注射针头剔除。

第三节　眼睑肿瘤

眼睑肿瘤可分为良性和恶性肿瘤两大类。良性肿瘤有色素痣、黄色瘤、皮样囊肿、血管瘤、鳞状细胞乳头状瘤等;恶性肿瘤有基底细胞癌、鳞状细胞癌、睑板腺癌、眼睑恶性黑色素瘤等。

一、色素痣

(一)概述

出生时即有,婴儿期生长较快。

(二)诊断

成年期渐趋静止。少数在青春期出现。

1.临床表现

色素痣多见于外眦部睑缘,表面扁平或稍隆起,色泽及大小不一。表面平滑、不隆起、没有毛发生长者称斑痣;高出皮肤表面,其上有毛发生长者称毛痣;在睑缘上突起,呈乳头状,色较黑,呈米粒或豆大者称乳头状痣;分占上、下睑各半,闭眼时合二为一者称分裂痣。在外来刺激下也可恶变。

2.检查

仔细检查眼睑局部情况。必要时活组织病理检查以助确诊。

(三)治疗

一般不需治疗。一旦近期增长迅速,色素加重,表面粗糙,兼有出血倾向时,应警惕恶变可能,尽早手术切除,并做病理检查。切除范围应包括其周围部分的正常皮肤。

二、黄色瘤

(一)定义

黄色瘤是指发生于眼睑的黄色扁平斑瘤。原因不明,一般认为与脂肪代谢障碍有关。多见于原发性高脂血症及继发性高脂血症。

(二)诊断

1.临床表现

老年妇女上睑内侧多见,呈对称性分布。淡黄色、圆形或椭圆形、质软、扁平,稍隆起于皮肤面。生长缓慢,有的是静止性的,但并不自行吸收消失,无任何不适。

2.检查

仔细检查上、下睑内侧皮肤。

(三)治疗

无须治疗。为美观,可手术切除或用二氧化碳冷凝。

三、皮脂腺囊肿

(一)定义

皮脂腺囊肿又称粉瘤,是较多见的眼睑良性肿瘤,生在眼睑者其特征与身体其他部位者相同。

(二)诊断

皮脂腺囊肿为一隆起的硬结,黄豆至蚕豆大小,位于浅层皮下,与皮肤紧密粘连,囊肿内容物为一种如豆渣样皮脂变质物质。常可继发感染而成急性炎症表现。也可自发破溃排出内容物。

(三)治疗

手术完整切除囊肿,囊壁残留有时可复发。

四、皮样囊肿

(一)病因

皮样囊肿属先天发育异常,儿童多见。

(二)诊断

1.临床表现

多见于上睑外侧皮下,大小不一、圆形或椭圆形、表面光滑、边界清楚、质软的肿块。与皮肤无粘连,但可与骨膜黏附。内含软骨、毛发、牙齿、腺体及脱落上皮等,周围有囊膜。

2.检查

局部检查为主,生长于上睑内侧的囊肿,需与脑膜膨出相鉴别。

(三)治疗

手术切除。

五、血管瘤

(一)定义及分型

眼睑血管瘤是先天性血管组织发育畸形,可分为毛细血管瘤、葡萄状血管瘤和海绵状血管瘤3种类型。

(二)诊断

1.临床表现

(1)毛细血管瘤:最多见。出生时或生后不久发生,迅速生长,至7岁时常自行退缩。扁平或稍隆起,无痛,边界清楚。发生在浅表皮肤者,呈鲜红色,称为草莓痣。深部者为浅蓝色或暗紫色,有海绵质感,用玻璃片压之均可褪色。

(2)葡萄状血管瘤:又称火焰痣,为扁平、紫红色的血管病变,常见于单侧三叉神经第一或第二支的分布区域。先天性,与生俱有,无自发性退化,用玻璃片压之不褪色。常与Sturge-weber综合征有联系。此综合征具有以下特点:①单侧广泛的面部皮肤及黏膜毛细血管血管瘤,其范围常遍及三叉神经第一、第二支分布区域。②结膜及脉络膜也有血管瘤,视网膜静脉迂曲、扩张,同侧眼为青光眼。③同侧脑膜血管瘤。

(3)海绵状血管瘤:见于青年人,此种血管瘤是发育性的,而不是先天性的,不会自行退缩。位于皮下或真皮深层。境界清楚、球状突起、色蓝紫、质软、有包

69

膜。头低位时,肿块增大,颜色加深。

2.检查

常规检查视力,仔细检查眼睑局部情况。必要时做裂隙灯显微镜、检眼镜及眼压检查,甚至CT摄片。

(三)治疗

(1)儿童毛细血管瘤有自行消退趋向,不急于处理。瘤体迅速增大,尤其遮盖瞳孔引起弱视或反复出血、感染者需进行治疗,首选为肿瘤内注射皮质类固醇、激光、放射线治疗。

(2)葡萄状血管瘤可选择激光治疗,如合并青光眼则需抗青光眼治疗。

(3)海绵状血管瘤连同包膜一并手术切除。

六、乳头状瘤

(一)定义

乳头状瘤是发生于睑缘黏膜、泪阜、结膜等处的眼睑良性肿瘤。

(二)诊断

乳头状瘤为眼睑最常见良性病变。常有蒂,颜色与相邻近的眼睑皮肤相同。往往是多发,好累及睑缘,表面常有角化蛋白痂,显微镜下,可见指状突起构成,血管化结缔组织,外有增殖性上皮覆盖,表皮常棘皮化,足钉延长,有角化过度和灶性角化不全区域。

(三)治疗

手术切除。

七、基底细胞癌

(一)定义

基底细胞癌是一种由表皮基底细胞不能以正常形式成熟及角化而引起的上皮癌。好发于下睑近睑缘处的内眦部。在眼睑恶性肿瘤中基底细胞癌的发病率占第一位。50～60岁多见,男性稍多于女性。

(二)诊断

1.临床表现

多见于老年人。常发生在内眦睑缘移行部,呈丘疹样结节或类似色素痣,质硬,表面有鳞屑及痂皮。中央部可出现溃疡,逐渐扩大,溃疡外有新的珠状硬结。

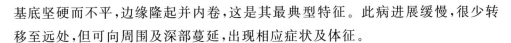

基底坚硬而不平,边缘隆起并内卷,这是其最典型特征。此病进展缓慢,很少转移至远处,但可向周围及深部蔓延,出现相应症状及体征。

2.检查

常规检查视力,用放大镜、裂隙灯显微镜检查眼前节情况。活体组织病理检查可协助诊断。怀疑肿瘤细胞扩散时,应做 X 线检查及必要的特殊检查(如 CT、脑部 MRI 等),以明确范围及程度。

3.鉴别诊断

本病与老年疣的鉴别在于后者成菜花状外观,有角化及鳞屑,周围皮肤无浸润硬结,无溃疡。但最终确诊须依据病理组织检查。

(三)治疗

基底细胞癌对 X 线及 Ra、Co 放疗敏感。瘤体小时,可行手术切除或冷冻。晚期病例,可做眶内容摘除术,并结合放疗。

八、鳞状细胞癌

(一)定义

鳞状细胞癌指起自皮肤或黏膜上皮层的恶性肿瘤。好发于皮肤与黏膜交界处的睑缘。

(二)诊断

1.临床表现

50 岁以上男性多见。睑缘皮肤与结膜交界处先出现局限性隆起,渐成乳头状或菜花状。中央发展成溃疡,基底硬而不平,边缘坚实并隆起、外翻。进展缓慢,全身淋巴转移少见,但可向周围蔓延或向深部发展,甚至累及颅腔,出现相应症状及体征。患者死亡原因多为出血、继发脑膜炎或恶病质。

2.检查

常规检查视力,用放大镜、裂隙灯显微镜检查眼前节情况。活体组织病理检查可助诊断。怀疑肿瘤细胞扩散时,应做 X 线检查、全身检查及必要的特殊检查(如骨 ECT、脑部 MRI 等),以明确范围及程度。

3.鉴别诊断

本病与基底细胞癌在临床上有时不易区分,鳞状细胞癌较少见,发展快,恶性度较高,对X线敏感度不及基底细胞癌。如果在眼睑皮肤上有一生长较快的肿块,在一年内即达蚕豆大者应怀疑为鳞状细胞癌。

(三)治疗

尽早局部手术切除并整复眼睑。晚期应做眶内容摘除术,术后辅以放疗和化疗。

九、眼睑恶性黑色素瘤

(一)定义

眼睑恶性黑色素瘤占眼睑所有恶性肿瘤的1%。虽然发病率相当低,但几乎所有皮肤癌死亡中,2/3是黑色素瘤所致。可起自原先存在的交界病、复合痣或罕见的起白细胞性蓝痣,也可自行发生。

(二)分型

(1)小痣恶性黑色素瘤。

(2)表浅扩散性黑色素瘤。

(3)结节性黑色素瘤。

(4)起自痣的黑色素瘤。

(三)诊断

1.临床表现

最初黑色素细胞增生是向水平方向伸延(非侵犯性水平性生长期),随之为侵犯(垂直方向生长)期。提示色素病恶性转变的一系列预兆性体征:①颜色的改变,特别是红、白和蓝的色调,以及突然变深暗;②大小改变。③表面特征的改变,如结痂、渗出、出血或溃疡。④质地改变,尤其是变软或脆。⑤症状改变,如痛、痒或压痛。⑥形状改变,如原先扁平病变迅速隆起。⑦四周皮肤的改变,如红、肿或出现卫星病变。

2.病理检查

病理检查可确诊。

(四)治疗

彻底切除。

十、睑板腺癌

(一)定义

原发于睑板腺的恶性肿瘤称之为睑板腺癌。

(二)诊断

1.临床表现

多见于 60 岁以上女性。上睑多于下睑,发展慢,自觉症状少见。

早期表现类似睑板腺囊肿,眼睑肥厚变形,皮肤和结膜完整不破。当肿瘤细胞突破睑板组织后,则呈现黄白色结节,并迅速形成溃疡,基底硬、易出血。可蔓延至邻近组织,也可发生淋巴转移。

2.检查

常规检查视力,用放大镜、裂隙灯显微镜检查眼前节情况。活组织病理检查可助诊断。怀疑肿瘤细胞扩散时,应做 X 线检查、全身检查,以及必要的特殊检查以明确范围及程度。

3.鉴别诊断

睑板腺癌与睑板腺囊肿的区别在于腺癌部位的睑结膜有些粗糙的乳头状瘤样肿物,手术切开时见到的内容物有助于鉴别诊断,癌肿切开后可见豆渣样质地硬而脆的淡黄色组织,而睑板腺囊肿内容物为胶冻样或液化物质。

(三)治疗

早期广泛手术切除,晚期应做眶内容摘除术。肿瘤细胞对放疗不敏感,只能做辅助治疗。

泪 器 疾 病

第一节　先天性泪器异常

先天性泪器异常主要是指胚胎发育过程中胎儿受到某些因素影响,泪器发育异常和功能异常。先天性泪器异常主要包括先天性泪腺异常和先天性泪道异常,有些患者同时伴有隐眼畸形、先天性无结膜、上睑下垂、内眦赘皮等眼部异常和全身其他器官的先天异常。

一、临床表现

(一)泪腺缺如

出生后无眼泪、畏光、结膜干燥、角膜混浊等。病理检查见眼眶外上方穹隆部结膜上皮轻度向内生长,此处未分化为泪腺。

(二)泪腺瘘管

常开口于上眼睑外上方,相当于睑板上缘处。周围皮肤长有一圈睫毛样毛发。瘘孔周围皮肤受瘘孔排出泪液的刺激而发生糜烂。如有继发感染可形成脓瘘。

(三)泪腺囊肿

由于泪腺无导管开口于上穹隆,使眶外缘下可扪及波动性张力大的肿物,长期可引起眼睑肿胀,上睑下垂,眼球突出等。

(四)泪点和泪小管缺如或闭锁

泪点很小或完全缺如,或被结膜上皮覆盖而只呈一个凹坑。多伴有溢泪。

(五)多发泪点和泪小管

指正常泪点位置出现两个或两个以上泪点。这些泪点有的各通一个泪小管,有的共通一个泪小管,有的只是一个盲端。一般无症状。

(六)泪囊和鼻泪管闭锁

在临床上较常见,阻塞多在下口,阻塞后流泪分泌物多形成黏液囊肿或有脓性分泌物形成新生儿泪囊炎。

(七)泪囊瘘

瘘孔位于内眦韧带偏下方处,有清黏液流出,有时也可保持干燥,冲洗泪道可发现有液体从瘘口溢出,偶可引起泪道狭窄或堵塞。

二、诊断

(1)多为1岁以内的婴幼儿。

(2)有溢泪或无泪症状,有眼局部皮肤湿疹和继发感染,结膜干燥等。

(3)根据发现的泪腺或泪点异常的表现,可以诊断。

三、鉴别诊断

(一)后天的泪点、泪小管狭窄或阻塞等泪道疾病

在出生后并没有发现。

(二)慢性泪囊炎、泪腺肿物等

根据发生时间可以鉴别。

四、治疗

(一)先天性无泪者

治疗原发病,同时对症治疗,如眼部滴用人工泪液,保持眼表面湿润。

(二)泪腺瘘

将瘘管移植到结膜囊穹隆部,或将瘘管和与之相连的部分泪腺切除。

(三)泪腺囊肿

可手术切除。

(四)先天无泪点

单纯的泪点狭窄或闭锁可使用泪点扩张器将泪点穿通扩大,若无效则可做泪点切开成形手术或植入支撑管3~6个月;泪点外翻和异位可通过手术矫正。

(五)先天无泪小管

可行结膜泪囊造口术。泪小管狭窄阻塞可在泪点扩大后使用泪道探针探

通,植入支撑管3～6个月。

(六)多个泪点和泪小管

无症状时可不治疗。

(七)泪囊和鼻泪管闭锁

首先保守治疗,滴用抗生素滴眼液,每天 4～5 次,每天多次向下按摩泪囊区,冲洗泪道。无效者用较细的泪道探针探通。必要时行泪囊鼻腔吻合手术或植入泪道再通管治疗。

第二节 泪 道 病

一、泪道阻塞

先天因素、创伤、烧伤、炎症粘连、异物、肿瘤或手术后瘢痕等均可造成泪道阻塞,可发生于泪点、泪小管、泪囊、鼻泪管等部位。

(一)临床表现

(1)流泪,由于流泪可造成内眦部皮肤潮红、粗糙,甚至出血糜烂。

(2)常伴有慢性结膜炎、湿疹性皮炎、下睑外翻。

(3)泪道冲洗不通或不畅,冲洗液反流,一般无泌物。

(4)泪道造影泪道完全不显影,或节段性显影,可发现堵塞部位。

(二)诊断

根据临床表现,及冲洗泪道的结果,可以明确诊断。

(三)鉴别诊断

1.泪小管炎

流泪,眼红,结膜囊多量分泌物,泪道冲洗多通畅,泪点充血,肿胀。轻压泪小管处,有黏液脓性分泌物或颗粒状分泌物自泪点溢出。

2.慢性泪囊炎

流泪,压迫泪囊区有较多黏液脓性分泌物自泪点溢出。

3.泪道肿物

可触及肿物。

4.泪道周围组织结膜睑缘等炎症

有炎症的表现。

(四)治疗

1.泪点阻塞

可用泪点扩张器反复扩大泪点。若无效可行泪点切开成形术。

2.泪小管阻塞

先滴用抗生素滴眼液后用泪道探针探通,开始时可用较细探针,以后逐渐使用粗的探针,直到泪小管通畅。亦可采用泪道激光探通术。必要时泪小管内留置塑料管支撑,保留3～6个月。

3.泪囊鼻泪管狭窄阻塞

在滴用抗生素滴眼液后用泪道探针探通,开始时可用较细探针,以后逐渐使用粗的探针,直到泪管通畅。或采用激光泪道疏通术治疗。如仍无效可再次激光治疗疏通,通畅后留置硅胶管3～6个月。

二、泪小管炎

(一)概述

泪小管炎是由沙眼衣原体、放线菌、白色念珠菌或曲霉感染引起的慢性炎症。可由结膜炎或泪囊炎感染泪小管所致,常与泪囊炎合并存在。

(二)临床表现

(1)下泪小管多见,常合并结膜炎或泪囊炎。

(2)眼红、溢泪、有分泌物,上下睑鼻侧轻触痛。

(3)泪小点发红、肿胀,周围皮肤发红。

(4)压迫泪囊区,有黏液性分泌物自泪小点溢出。

(5)早期冲洗泪小管可通畅,晚期表现为泪小管阻塞。

(三)诊断

(1)眼红、溢泪病史,合并结膜炎或泪囊炎。

(2)泪小点红肿,压迫泪囊有分泌物。

(3)分泌物涂片或培养有助于致病微生物的确诊。

(四)鉴别诊断

1.急性泪囊炎

急性发病,泪囊区明显红肿,触痛。红肿及疼痛程度较泪小管炎显著,可伴有全身症状。

2.鼻泪管阻塞

溢泪明显,泪小管及周围皮肤没有红肿及触痛表现。

3.结膜炎

结膜炎可有眼红及流泪表现,查体可见睑结膜乳头及滤泡形成,泪小点无红肿表现,压迫泪囊区无分泌物溢出。

(五)治疗

(1)去除阻塞的凝结物,早期可采用冲洗法,必要时行泪小管切开排出脓液。

(2)抗生素滴眼液彻底冲洗泪道,真菌感染者可使用1:20 000的制霉菌素溶液冲洗。

(3)根据致病菌,使用敏感的滴眼液局部治疗。

三、急性泪囊炎

(一)概述

急性泪囊炎由毒力较强的金黄色葡萄球菌或β-溶血性链球菌或白色念珠菌引起,多为慢性泪囊炎的急性发作,也可直接发生。新生儿泪囊炎的致病菌多为流感嗜血杆菌,发展迅速,易演变为眶蜂窝织炎。

(二)临床表现

(1)起病急,患眼充血、溢泪,有脓性分泌物。

(2)泪囊区红、肿、热、痛,可波及眼睑结膜及面颊。轻压泪囊区可见同侧泪小点有分泌物溢出。

(3)颌下及耳前淋巴结肿大,全身可伴有发热。

(4)数天后红肿局限,形成脓肿,破溃后脓液排出,炎症减轻,局部可形成泪囊瘘管,经久不愈。

(5)感染未控制者,可演变为眶蜂窝织炎,甚至脓毒血症导致死亡。

(三)诊断

(1)慢性泪囊炎病史,突然发病。眼红、溢泪、脓性分泌物。

(2)泪囊区有红、肿、热、痛等急性炎症表现。

(3)伴有发热等全身表现,外周血中性粒细胞升高。

(4)分泌物涂片和培养以明确致病菌。

(四)鉴别诊断

1.急性筛窦炎

鼻骨表面疼痛、肿胀,患者前额部头痛,鼻塞,常有发热。

2.急性额窦炎

急性额窦炎累及上睑,前额部触痛,泪囊区无急性炎症表现,挤压泪囊无分泌物溢出。

(五)治疗

(1)控制感染,全身应用抗生素。对于病情较轻者,可给予青霉素类或头孢类抗生素口服,中重症伴有发热的患者需给予头孢类抗生素静脉注射。

(2)局部滴用抗生素滴眼液。

(3)脓肿出现波动感时,切开排脓,放置引流条。

(4)炎症局限后,可行局部微波理疗,慢性泪囊炎的患者行鼻腔泪囊吻合术。

(5)急性期忌行泪道冲洗或泪道探通,以免引起炎症扩散。

四、慢性泪囊炎

(一)概述

慢性泪囊炎是由于鼻泪管下端阻塞,导致泪囊内分泌物滞留,伴发感染而致泪囊慢性炎症。常见致病菌为肺炎链球菌、链球菌、葡萄球菌等。

(二)临床表现

(1)中老年女性多见,溢泪,黏液或脓性分泌物由泪小点溢出。

(2)挤压泪囊区有分泌物由泪小点溢出,泪囊可有轻度肿胀,可伴有压痛。

(3)冲洗泪道不通畅,分泌物由原泪点反流或下冲上返,加压后不通,有黏液或脓性分泌物冲出。

(4)长期溢泪可引起下睑皮肤潮红、湿疹。

(5)伴有结膜炎,若角膜受损可导致角膜炎,甚至角膜溃疡。

(三)诊断

(1)中老年女性,溢泪。

(2)挤压泪囊及冲洗泪道检查,泪道阻塞,有分泌物。

(3)泪囊碘油造影了解泪囊大小及阻塞部位。

（四）鉴别诊断

1.泪小管阻塞

患者溢泪,无黏液脓性分泌物溢出。碘油造影可明确阻塞部位。

2.泪囊肿物

可触及实性肿物,可伴有血性分泌物,影像学检查可发现肿物。

（五）治疗

（1）局部滴用抗生素滴眼液,滴药前挤压泪囊挤出分泌物。

（2）可用生理盐水加抗生素滴眼液冲洗泪道,每周1～2次,但疗效不确切。

（3）经系统治疗,泪囊无脓1周后,可冲洗泪囊后用泪道探针行泪道探通术,或激光泪道疏通术进行治疗。

（4）治疗无效时,可采用鼻腔泪囊吻合术或鼻内镜下鼻腔泪囊造口术。术前需进行详细的鼻腔检查,明确在鼻中隔和鼻甲之间是否有足够的引流空间。若患者高龄或鼻腔泪囊吻合术禁忌手术,可行泪囊摘除术。

（5）泪道内镜直视下,泪道激光或环钻术可以直接探查阻塞部位及判断病变性质,直视下行泪道激光或环钻并配合泪道插管,可取得较好效果。

（6）内眼手术前必须冲洗泪道,如合并慢性泪囊炎,必须先予以治疗,以免内眼手术后引起眼内化脓性感染。

五、新生儿泪囊炎

（一）概述

新生儿泪囊炎是由于鼻泪管下端的胚胎残膜没有退化,阻塞鼻泪管下端,泪液和细菌潴留在泪囊内,引起继发性感染所致。有2％～4％足月产婴儿可能有残膜阻塞,但绝大多数在生后4～6周内残膜萎缩,泪道通畅。因骨性鼻泪管发育不良、狭窄所致者较为少见。

（二）临床表现

婴儿出生后即可发现患眼溢泪,伴有分泌物,有的泪囊部有肿块,压迫泪囊区可有黏液或脓性分泌物自泪小点溢出。

（三）诊断

（1）生后出现患眼溢泪,伴有黏液或脓性分泌物。

（2）泪道冲洗可见泪道阻塞,有分泌物被冲出。

（四）鉴别诊断

淋病奈瑟菌结膜炎：新生儿可通过母亲产道感染。生后 2～3 天发病，双眼流泪，大量黄色脓性分泌物。眼睑水肿、结膜充血可并发角膜溃疡及眼内炎。

（五）治疗

（1）局部按摩半岁内患儿可先行局部按摩（手指有规律地由泪囊向下按摩数次），挤出脓液后滴抗生素滴眼液，坚持数周，多能促使鼻泪管开放。

（2）按摩及抗生素滴眼液治疗 6 个月后仍无效，可行泪道探通术。

第三节 泪 腺 病

一、急性泪腺炎

（一）概述

急性泪腺炎是泪腺的急性炎症，最常见的病原体为金黄色葡萄球菌或肺炎链球菌，也可见于某些病毒。病原体可以来自周围组织的化脓性炎症直接扩散，也可从远处化脓性病灶血行转移而来。儿童急性泪腺炎常并发麻疹、流行性腮腺炎、感染性单核细胞增多症及流行性感冒等传染病。

（二）临床表现

（1）多单侧急性发病，常见于儿童及青年，上睑颞侧泪腺区红肿、疼痛，有流泪或脓性分泌物。

（2）眶外上方局部肿胀、触痛，上眼睑呈 S 形弯曲，皮肤红肿，呈现炎性上睑下垂。眼球向下、内方移位，运动受限。

（3）同侧耳前淋巴结肿大，可有发热、头痛等全身不适症状。

（4）CT 检查显示泪腺扩大，边缘不规则，但不累及鼻窦、眶组织及周围骨壁。

（三）诊断

（1）典型的临床表现可诊断。

（2）血常规化验进行白细胞计数和分类，分泌物涂片及细菌培养。

（3）眼球突出、运动受限或怀疑泪腺肿物的患者，行 CT 检查以除外泪腺肿物。

(四)鉴别诊断

1.睑腺炎

位于上睑颞侧的睑腺炎易与急性泪腺炎混淆。睑腺炎可触及上睑皮下结节,局部明显的局限性触痛。无发热等全身症状,白细胞计数正常。

2.眶蜂窝织炎

眼球突出,运动障碍,眼睑红肿,球结膜水肿明显。

3.急性结膜炎

该病多为双眼发病,上下睑结膜可见乳头滤泡形成,睑结膜充血,有黏稠的分泌物。

4.眼眶炎性假瘤

眼球突出,向下移位,运动受限。无发热,白细胞计数正常,但嗜酸性粒细胞计数升高。对抗生素治疗不敏感,全身应用糖皮质激素后症状明显改善。

5.泪腺恶性肿瘤

眼球向前下方移位,眼球突出,运动受限。可于泪腺区触及中等硬度的肿物。CT 或 MRI 检查可显示肿物。

(五)治疗

1.细菌感染

(1)全身应用敏感抗生素,轻度患者可口服青霉素类或头孢菌素类抗生素,中重度患者、伴有发热等症状的,应选用头孢菌素类抗生素静脉注射治疗。根据细菌培养及药物敏感性试验调整用药,抗生素需要完成 7～14 天的疗程。

(2)局部应用抗生素滴眼液及眼膏。

(3)如果发生脓肿,需要切开引流。睑部泪腺炎采用上睑外侧皮肤切口,眶部泪腺炎从上穹隆外侧结膜切开排脓。

2.病毒感染

(1)全身及局部使用抗病毒药物及镇痛药物治疗。

(2)冷敷。

二、慢性泪腺炎

(一)概述

慢性泪腺炎可由急性泪腺炎发展而来,也可由邻近组织炎症扩散而发生,是一种病程缓慢的增殖性炎症,多为双侧发生。多数见于良性的淋巴细胞浸润、淋巴瘤、白血病或结核等。双侧泪腺肿大伴有腮腺肿大,有结核、白血病、淋巴瘤等全身病的,称为 Mikulicz 综合征。

(二)临床表现

(1)双侧发病,病情进展缓慢。

(2)眼睑外上侧可触及质硬肿物,可移动无压痛。伴有轻度上睑下垂。

(3)眼球向鼻下方移位,向外上方转动受限,可出现复视。但眼球突出少见。

(三)诊断

(1)双侧泪腺部肿物,上睑下垂,眼球运动受限。

(2)全身伴有结核、梅毒等病史。

(3)X 线检查泪腺区钙化液化等病灶,活组织检查可明确诊断。

(四)鉴别诊断

1.甲状腺相关性眼病

可有眼球突出、泪腺肿大等表现,大多有甲状腺功能的改变。

2.泪腺肿瘤

眼球突出,向鼻下方移位,部分患者可有疼痛。泪腺部可触及肿物。但泪腺肿瘤多为单侧,影像学检查可示肿物,予以鉴别。

(五)治疗

(1)针对病因进行治疗,首先药物治疗原发病。

(2)可做泪腺组织活检确定病变性质,如为良性淋巴上皮病变或泪腺肉样瘤病者可用皮质类固醇全身治疗。

(3)药物治疗无效者可考虑手术切除泪腺。

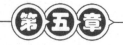

结 膜 疾 病

第一节 衣原体性结膜炎

衣原体是介于细菌与病毒之间的微生物,归于立克次纲,衣原体目。具有细胞壁和细胞膜,以二分裂方式繁殖,可寄生于细胞内形成包涵体。衣原体目分为二属。属Ⅰ为沙眼衣原体,可引起沙眼、包涵体性结膜炎和淋巴肉芽肿;属Ⅱ为鹦鹉热衣原体,可引起鹦鹉热。衣原体性结膜炎包括沙眼、包涵体性结膜炎、性病淋巴肉芽肿性结膜炎等。衣原体对四环素或红霉素最敏感,其次是磺胺嘧啶、利福平等。

一、沙眼

沙眼是由沙眼衣原体感染所致的一种慢性传染性结膜角膜疾病,潜伏期为5～12天,双眼发病,儿童少年时期多发。因其在睑结膜表面形成粗糙不平的外观,形似沙砾,故名沙眼。全世界有3亿～6亿人感染沙眼,感染率和严重程度同当地居住条件以及个人卫生习惯密切相关。20世纪50年代以前该病曾在我国广泛流行,是当时致盲的首要病因,70年代后随着生活水平的提高、卫生常识的普及和医疗条件的改善,其发病率大大降低,但仍然是常见的结膜病之一。

(一)病因

有关沙眼的病原学,曾有"立克次体、病毒、颗粒性野口杆菌、包涵体"等学说。1956年沙眼衣原体由我国病毒研究所汤飞凡教授和北京市眼科研究所张晓楼教授共同合作采用鸡胚培养方法在世界首次成功分离,并将 TE55(标准株)推广在世界范围内使用。沙眼衣原体的发现,明确了沙眼病原学,并促进了敏感药物的研创。1981年国际沙眼防治组织授予"国际沙眼金质奖章"予以表彰。

沙眼衣原体种内有 3 个生物变种(或亚种):眼血清型包括 A、B、Ba、C 4 个血清型;生殖血清型包括 D、Da、E、F、G、H、I、Ia、J、K 10 个血清型;性病性淋巴肉芽肿血清型包括 L1、L2、L2a、L3 4 个血清型。在自然条件下,沙眼衣原体仅感染人,地方性致盲沙眼通常由 4 个眼血清型 A、B、Ba 和 C 引起。我国张力、张晓楼等(1990)用微量免疫荧光试验对中国华北沙眼流行地区沙眼衣原体免疫型进行检测,结果表明我国华北地区沙眼流行以 B 型为主,C 型次之。沙眼通过直接接触或污染物间接传播,节肢昆虫也是传播媒介。易感危险因素包括不良的卫生条件、营养不良、酷热或沙尘气候。热带、亚热带区或干旱季节容易传播。

(二)临床表现

沙眼一般起病缓慢,临床症状轻重不等,病情因反复感染而加重,感染频次不同致使病程长短不一,或自愈,或持续数月,或延绵数年甚至数十年之久。急性沙眼感染主要发生在学前和低年学龄儿童,但在20岁左右时,早期的瘢痕并发症才开始变得明显。成年后的各个时期均可以出现严重的眼睑和角膜合并症。男女的急性沙眼的发生率和严重程度相当,但女性沙眼的严重瘢痕比男性高出 2~3 倍,推测这种差别与母亲和急性感染的儿童密切接触有关。幼儿患沙眼后,症状隐匿,可自行缓解,不留后遗症。成人沙眼为亚急性或急性发病过程,早期即出现并发症。

沙眼患者早期无自觉症状,或仅有轻微异物感,似有灰尘侵入眼内等眼部异物和不适感,表现为滤泡性慢性结膜炎,以后逐渐进展到结膜瘢痕形成。

急性期症状包括畏光、流泪、异物感,较多黏液或黏液脓性分泌物。可出现眼睑红肿,结膜明显充血,乳头增生,上下穹隆部结膜满布滤泡,可合并弥漫性角膜上皮炎及耳前淋巴结肿大。

慢性期无明显不适,仅眼痒、异物感、干燥和烧灼感。结膜充血减轻,结膜污秽肥厚,同时有乳头及滤泡增生,病变以上穹隆及睑板上缘结膜显著,并可出现垂幕状的角膜血管翳。病变过程中,结膜的病变逐渐为结缔组织所取代,形成瘢痕。最早在上睑结膜的睑板下沟处,称之为 Arlt 线,渐成网状,以后全部变成白色平滑的瘢痕。角膜缘滤泡发生瘢痕化改变临床上称为 Herbet 小凹。沙眼性角膜血管翳及睑结膜瘢痕为沙眼的特有体征。血管翳是发生在角膜上缘,由球结膜经过角膜上缘伸到角膜表面半月形的一排小血管,血管翳的底是灰色的,充血时则血管翳变厚,显而易见。最严重的可成全血管翳。角膜血管翳是沙眼最重要的一个特异性特征。倒长的睫毛持续地摩擦角膜引起角膜各种形状的不透体如薄翳、斑翳或白斑。

重复感染时,并发细菌感染时,刺激症状可更重,且可出现视力减退。晚期发生睑内翻与倒睫、上睑下垂、睑球粘连、角膜混浊、实质性结膜干燥症、慢性泪囊炎等并发症。症状更明显,可严重影响视力,甚至失明。

(三)诊断

多数沙眼根据乳头、滤泡、上皮下角膜炎,血管翳(起自角膜缘的纤维血管膜进入透明角膜形成)、角膜缘滤泡、Herbert 小凹等特异性体征,可以作出诊断。由于睑结膜的乳头增生和滤泡形成并非为沙眼所特有,因此早期沙眼的诊断在临床病变尚不完全具备时较困难,有时只能诊断"疑似沙眼",要确诊须辅以实验室检查。世界卫生组织(WHO)要求诊断沙眼时至少符合下述标准中的 2 条:①上睑结膜 5 个以上滤泡;②典型的睑结膜瘢痕;③角膜缘滤泡或 Herbert 小凹;④广泛的角膜血管翳。

为了统一进行流行病学调查和指导治疗,国际上对沙眼的表征进行了分期。常用 MacCallan 分期法。

Ⅰ期:早期沙眼。上睑结膜出现未成熟滤泡,轻微上皮下角膜混浊、弥漫点状角膜炎和上方细小角膜血管翳。

Ⅱ期:进行期沙眼。

Ⅱa 期:滤泡增生为主。角膜混浊、上皮下浸润和明显的上方浅层角膜血管翳。

Ⅱb 期:乳头增生为主。滤泡坏死、上方表浅角膜血管翳和上皮下浸润,滤泡模糊,瘢痕不明显。这一分期可进一步分为沙眼Ⅱb 期和沙眼Ⅱb 期。沙眼Ⅱb 期表现为滤泡明显,乳头肥大,尤其是在上睑结膜;沙眼Ⅱb 期常合并春季结膜炎的沙眼,乳头增生很盛,形成真正的"增殖"现象,为增生型沙眼。

Ⅱc 期:合并慢性淋菌性结膜炎。

Ⅲ期:瘢痕前期形成。进行性病变与瘢痕生成共同存在。

Ⅳ期:非活动性瘢痕期沙眼。结膜表面变为平滑,除了白色瘢痕以外,找不到其他活动性病变。

中华医学会眼科学会制订的沙眼分期和诊断标准:1979 年第二届中华医学会眼科学会制订了统一的沙眼分期和诊断标准,临床沿用至今。

1.沙眼诊断

(1)上穹隆部和上睑板结膜血管模糊充血,乳头增生或滤泡形成,或二者兼有。

(2)放大镜或裂隙灯显微镜下检查可见角膜血管翳。

（3）上穹隆部和上睑结膜瘢痕。

（4）结膜刮片有沙眼包涵体。

在第一项的基础上，兼有其他 3 项中之一者可诊断沙眼。疑似沙眼者：上穹隆部及眦部睑结膜充血，有少量乳头增生或滤泡，并已排除其他结膜炎者。

2.沙眼分期

（1）Ⅰ期——进行期：即活动期，乳头和滤泡同时并存，上穹隆结膜组织模糊不清，有角膜血管翳。

（2）Ⅱ期——退行期：自瘢痕开始出现至大部分为瘢痕，仅残留少许活动性病变为止。

（3）Ⅲ期——完全瘢痕期：活动性病变完全消失，代之以瘢痕，无传染性。

3.沙眼分级标准

根据活动性病变（乳头和滤泡）占上眼睑结膜总面积的多少分为轻（＋）、中（＋＋）、重（＋＋＋）三级。占 1/3 面积以下者为轻（＋），占 1/3～2/3 者为中（＋＋），占 2/3 面积以上者为重（＋＋＋）。

4.角膜血管翳分级

将角膜分为四等份，血管翳侵入上 1/4 以内为（＋），1/4～1/2 者为（＋＋），1/2～3/4 者为（＋＋＋），超过 3/4 者为（＋＋＋＋）。

为便于所有卫生工作者（包括基层医院）易于识别沙眼体征及其合并症，仅使用双筒放大镜（×2.5）和足够的照明（日光或者手电筒）即可进行检查，在社区内也可对沙眼的流行状况能够进行简单的调查和评估。1987 年 WHO 介绍了一种新的简单分期法来评价沙眼严重程度。标准如下。

（1）沙眼性滤泡（TF）：上睑结膜 5 个以上滤泡，滤泡直径不超过 0.5 mm。

（2）沙眼性剧烈炎症（TI）：弥漫性浸润，上睑结膜明显炎症性增厚，遮掩睑结膜深层血管，乳头增生、血管模糊区＞50％。

（3）沙眼性瘢痕（TS）：典型的睑结膜瘢痕形成。

（4）沙眼性倒睫（TT）：倒睫或睑内翻，至少一根倒睫摩擦眼球。

（5）角膜混浊（CO）：角膜混浊，部分瞳孔区角膜变得模糊不清致明显的视力下降（视力＜0.3）。

其中 TF、TI 是活动期沙眼，要给予治疗，TS 是患过沙眼的依据，TT 有潜在致盲危险需行眼睑矫正手术。CO 是终末期沙眼。

5.实验室诊断

实验室诊断包括检测沙眼衣原体除结膜涂片、Giemsa 染色、Lugol 碘染色光镜下查包涵体。用荧光素标记的抗沙眼衣原体单克隆抗体直接染色,荧光显微镜下检查衣原体颗粒已广泛应用,另为酶联免疫吸附法(ELISA)检测衣原体抗原,如 ELISA 诊断试剂盒。微量免疫荧光技术(MIF)用以检测血清、泪液、分泌液中衣原体特异抗体型别及水平,还可监测 IgA、IgM、IgG 用于流行病学调查。

(1)结膜细胞学检查方法是实验室检查沙眼衣原体最传统的方法,沙眼细胞学的典型特点是可检出淋巴细胞、浆细胞和多形核白细胞。结膜刮片后行 Giemsa 染色可显示位于核周围的蓝色或红色细胞质内的包涵体。改良的 Diff-Quik 染色将检测包涵体的时间缩短为几分钟,操作简便,假阳性率高。

(2)衣原体分离培养:是诊断衣原体感染的金标准。四种衣原体均可用鸡胚卵黄囊接种分离,分离阳性率为 20%～30%,可用于初代培养但费时较多,较适宜用以恢复衣原体毒力。用细胞培养分离衣原体是目前分离衣原体最常用的方法。沙眼衣原体可在 McCoy、HeLa-229、HL、FL 等传代细胞生长。肺炎衣原体易在 H292、Hep-2、HeLa-229、McCoy、HL 细胞生长。采用 DEAE-葡聚糖、放线菌酮、细胞松弛素 B、胰酶和 EDTA、聚乙二醇等预处理细胞,标本离心接种等方法可提高分离阳性率。沙眼衣原体培养需要放射线照射或细胞稳定剂(如放线菌酮)预处理,通常在生长 48～72 小时后用碘染色单层细胞,或通过特殊的抗衣原体单克隆抗体检测,但技术要求高,广泛应用较难。

(3)分子生物学技术检测衣原体核酸有 DNA 探针核酸杂交法、PCR 法、巢式 PCR 法、连接酶链反应法(LCR)等都有高度敏感和高特异性,近年有快速诊断试剂盒等问世,费用昂贵。

(四)鉴别诊断

需和其他滤泡性结膜炎相鉴别。

1.慢性滤泡性结膜炎

原因不明。常见于儿童及青少年,皆为双侧。下穹隆及下睑结膜见大小均匀,排列整齐的滤泡,无融合倾向。结膜充血并有分泌物,但不肥厚,数年后不留痕迹而自愈,无角膜血管翳。无分泌物和结膜充血等炎症症状者谓之结膜滤泡症。一般不需治疗,只在有自觉症状时才按慢性结膜炎治疗。

2.春季结膜炎

本病睑结膜增生的乳头大而扁平,上穹隆部无病变,也无角膜血管翳。结膜分泌物涂片中可见大量嗜酸性粒细胞增多。

3.包涵体性结膜炎

本病与沙眼的主要不同在于:滤泡以下穹隆部和下睑结膜显著,无角膜血管黩。实验室可通过针对不同衣原体抗原的单克隆抗体进行免疫荧光检测来鉴别其抗原血清型,从而与之鉴别。

4.巨乳头性结膜炎

本病所致的结膜乳头可与沙眼性滤泡相混淆,但有明确的角膜接触镜佩戴史。

(五)治疗

治疗包括全身和眼局部药物治疗及对并发症的治疗。

1.局部抗生素治疗

局部可选用 0.1％利福平眼药水、0.1％酞丁胺眼药水或 0.5％新霉素眼药水及红霉素类、四环素类眼膏,疗程一般 10～12 周。

目前对感染性沙眼的推荐治疗方法有两种。一种是连续性治疗:1％的四环素眼膏每天 2 次,共 6 周;一种为间断性治疗:每天 2 次,每月连续 5 天,每年至少连续用药 6 个月;或者每天 1 次,每月连续 10 天,每年至少连续用药6 个月。

2.全身抗生素治疗

急性期或严重炎症性沙眼的患者应全身应用抗生素治疗,一般疗程为 3～4 周。可口服四环素 1～1.5 g/d,分 4 次服用;或者多西环素 100 mg,2 次/天;或红霉素 1 g/d 分 4 次口服。7 岁以下儿童和孕期妇女忌用四环素,避免产生牙齿和骨骼损害。一些研究显示,成年人一次性口服 1 g 阿奇霉素在治疗沙眼衣原体病中是有效的。该药物在组织中的药物浓度可保持 8 天。相对来说,阿奇霉素没有严重的不良反应,可以在 6 个月以上的儿童中使用。但孕期禁用。

为了达到长期消除致盲性沙眼的目的,WHO 建议不同沙眼检出率的治疗原则(表 5-1)。

表 5-1　不同沙眼检出率的治疗原则

检出情况	基本治疗	附加治疗
TF:低于 5％	个体局部抗生素治疗	无附加治疗
TF:5％～20％	群体或个体/家庭局部抗生素治疗	对严重患者进行选择性全身抗生素治疗
TF:20％或以上或 TI:5％或以上	群体局部抗生素治疗	对严重患者进行选择性全身抗生素治疗

* 群体治疗:患病群体的全部家庭中所有成员都接受治疗。

* 家庭治疗:家庭中有一或一个以上成员患有 TF 或 TI,全部家庭成员都接受治疗。

手术矫正倒睫及睑内翻,是防止晚期沙眼致盲的关键措施。

(六)预防及预后

沙眼是一种持续时间长的慢性疾病,现在已有 600 万～900 万人因沙眼致盲。相应治疗和改善卫生环境后,沙眼可缓解或症状减轻,避免严重并发症。在流行地区,再度感染常见,需要重复治疗。预防措施和重复治疗应结合进行。WHO 提出了有效控制沙眼的 4 个要素:手术、抗生素、眼部清洁和环境改善(SAFE 战略)。具体内容如下。

(1)手术矫正沙眼倒睫最有效预防沙眼性盲的重要手段。

(2)抗生素治疗显著减少活动性沙眼感染人群。

(3)增加洗面和清洁眼部次数可有效防治沙眼相互传播。

(4)环境的改善,尤其水和卫生条件的改善是预防沙眼长期而艰巨的工作。

二、包涵体性结膜炎

包涵体性结膜炎是 D～K 型沙眼衣原体引起的一种通过性接触或产道传播的急性或亚急性滤泡性结膜炎。包涵体结膜炎好发于性生活频繁的年轻人,多为双侧。衣原体感染男性尿道和女性子宫颈后,通过性接触或手-眼接触传播到结膜,游泳池可间接传播疾病。新生儿经产道分娩也可能感染。由于表现有所不同,临床上又分为新生儿和成人包涵体性结膜炎。

(一)临床表现

1.成人包涵体性结膜炎

接触病原体后 1～2 周,单眼或双眼发病。表现为轻、中度眼红、刺激和黏脓性分泌物,部分患者可无症状。眼睑肿胀,结膜充血显著,睑结膜和穹隆部结膜滤泡形成,并伴有不同程度的乳头增生,多位于下方。耳前淋巴结肿大。3～4 个月后急性炎症逐渐减轻消退,但结膜肥厚和滤泡持续存在,3～6 个月之后方可恢复正常。有时可见周边部角膜上皮或上皮下浸润,或细小表浅的血管翳(<2 mm),无前房炎症反应。成人包涵体性结膜炎可有结膜瘢痕但无角膜瘢痕。从不引起虹膜睫状体炎。可能同时存在其他部位如生殖器、咽部的衣原体感染征象。

2.新生儿包涵体性结膜炎

潜伏期为出生后 5～14 天,有胎膜早破时可在出生后第 1 天即出现体征。感染多为双侧,新生儿开始有水样或少许黏液样分泌物,随着病程进展,分泌物明显增多并呈脓性。结膜炎持续 2～3 个月,出现乳白色光泽滤泡,较病毒性结膜炎的滤泡更大。严重病例假膜形成、结膜瘢痕化。大多数新生儿衣原体结膜炎是轻微自限的,但可能有角膜瘢痕和新生血管出现。衣原体还可引起新生儿其他部位的感染威胁其生命,如衣原体性中耳炎、呼吸道感染、肺炎。沙眼衣原体可以与单纯疱疹病毒共感染,除了注意全身感染外,检查时还应注意眼部合并感染的可能性。

(二)诊断

根据临床表现诊断不难。实验室检测手段同沙眼。新生儿包涵体性结膜炎上皮细胞的胞质内容易检出嗜碱性包涵体。血清学的检测对眼部感染的诊断无多大价值,但是检测 IgM 抗体水平对于诊断婴幼儿衣原体肺炎有很大帮助。新生儿包涵体性结膜炎需要和沙眼衣原体、淋病奈瑟菌引起的感染鉴别。

(三)治疗

衣原体感染可波及呼吸道、胃肠道,因此口服药物很有必要。婴幼儿可口服红霉素$[40 \text{ mg}/(\text{kg} \cdot \text{d})]$分 4 次服下,至少用药 14 天。如果有复发,需要再次全程给药。成人口服四环素$(1\sim1.5 \text{ g/d})$或多西环素$(100 \text{ mg},2 次/天)$或红霉素(1 g/d),治疗 3 周。局部使用抗生素眼药水及眼膏如 15% 磺胺醋酸钠、0.1% 利福平等。

(四)预后及预防

未治疗的包涵体结膜炎持续 3~9 个月,平均 5 个月。采用标准方案治疗后病程缩短,复发率较低。

应加强对年轻人的卫生知识特别是性知识的教育。高质量的产前护理包括生殖道衣原体感染的检测和治疗是成功预防新生儿感染的关键。有效的预防药物包括 1% 硝酸银、0.5% 红霉素和 2.5% 聚维酮碘。其中 2.5% 的聚维酮碘点眼效果最好、毒性最小。

三、性病淋巴肉芽肿性结膜炎

性病淋巴肉芽肿性结膜炎是一种由衣原体 L1、L2、L3 免疫型性传播的结膜炎症。常由实验等意外感染所致,亦见于生殖器或淋巴结炎急性感染期经手传播。

起病前多有发热等全身症状。局部淋巴结(耳前淋巴结、颌下淋巴结等)肿大、触痛。眼部典型症状为急性滤泡性结膜炎以及结膜肉芽肿性炎症,睑结膜充血水肿,滤泡形成,伴有上方浅层角膜上皮炎症,偶见基质性角膜炎,晚期累及全角膜,形成致密角膜血管翳。重症者伴有巩膜炎、葡萄膜炎、视神经炎。淋巴管闭塞时,发生眼睑象皮病。

实验室诊断可用 Frei 试验,皮内注射抗原 0.1 mL,48 小时后局部出现丘疹、浸润、水疱甚至坏死。结膜刮片可见细胞内包涵体,并可作衣原体分离。治疗方案参见包涵体性结膜炎。

四、鹦鹉热性结膜炎

鹦鹉热性结膜炎少见,鸟类是鹦鹉热衣原体的传染源,人类偶然感染。最常见的感染人群是鸟类爱好者、宠物店店主和店员、家禽行业的工人。感染者最早出现肺部症状,表现为干咳和放射线影像肺部呈斑片状阴影,患者还有严重的头痛、咽炎、肌肉痛和脾大。眼部表现为上睑结膜慢性乳头增生浸润、伴上皮角膜炎。结膜上皮细胞内见包涵体,衣原体组织培养阳性,治疗同上。

第二节 细菌性结膜炎

正常情况下结膜囊内可存有细菌,大约 90% 的人结膜囊内可分离出细菌,其中 35% 的人更可分离出一种以上的细菌,这些正常菌群主要是表皮葡萄球菌(>60%),类白喉杆菌(35%)和厌氧的痤疮丙酸杆菌,这些细菌可通过释放抗生素样物质和代谢产物,减少其他致病菌的侵袭。当致病菌的侵害强于宿主的防御功能或宿主的防御功能受到破坏的情况下,如干眼症,长期使用类固醇皮质激素等,即可发生感染。患者眼部有结膜炎症和脓性渗出物时,应怀疑细菌性结膜炎。按发病快慢可分为超急性(24 小时内)、急性或亚急性(几小时至几天)、慢性(数天至数周)。按病情的严重情况可分为轻、中、重度。急性结膜炎患者均有不同程度的结膜充血和结膜囊脓性、黏液性或黏脓性分泌物。急性结膜炎通常有自限性,病程在 2 周左右,局部有效治疗可以减少发病率和疾病持续时间,给予敏感抗生素治疗后,在几天内痊愈。慢性结膜炎无自限性,治疗较棘手。

一、病因

常见的致病细菌见表 5-2。

表 5-2　各型细菌性结膜炎的常见病原体

发病快慢	病情	常见病原菌
慢性(由数天至数周)	轻至中度	金黄色葡萄球菌 Morax-Axenfeld 双杆菌 变形杆菌 大肠埃希菌 假单胞菌属
急性或亚急性(几小时至几天)	中至重度	流感嗜血杆菌 肺炎链球菌 Koch-Week 杆菌 金黄色葡萄球菌
超急性(24 小时内)	重度	淋病奈瑟菌 脑膜炎奈瑟菌

其他较少见的细菌有结核分枝杆菌、白喉杆菌等。

慢性结膜炎可由急性结膜炎治疗不当演变而来,也可能为 Morax-Axenfeld 双杆菌、链球菌或其他毒力不强的菌类感染后一开始就呈慢性炎症过程,发病无季节性。还可由不良环境刺激如粉尘和化学烟雾等、眼部长期应用有刺激性的药物、屈光不正、烟酒过度、睡眠不足等引起。很多患者同时存在睑内翻倒睫,以及慢性泪囊炎、慢性鼻炎等周围组织炎症。

二、临床表现

急性乳头状结膜炎伴有卡他性或黏脓性渗出物者是多数细菌性结膜炎的特征性表现。起先单眼发病,通过手接触传播后波及双眼。患者眼部刺激感和充血,晨间醒来睑缘有分泌物,起初分泌物呈较稀的浆液性,随病情进展变成黏液性及脓性。偶有眼睑水肿,视力一般不受影响,角膜受累后形成斑点状上皮混浊可引起视力下降。细菌性结膜炎乳头增生和滤泡形成的严重程度取决于细菌毒力包括侵袭力。

(一)超急性细菌性结膜炎

超急性细菌性结膜炎由奈瑟菌属细菌(淋病奈瑟菌或脑膜炎奈瑟菌)引起。其特征为,潜伏期短(10 小时至 2~3 天),病情进展迅速,结膜充血水肿伴有大量脓性分泌物。有 15%~40% 患者可迅速引起角膜混浊,浸润,周边或中央角膜溃疡,治疗不及时几天后可发生角膜穿孔,严重威胁视力。其他并发症包括前房积脓性虹膜炎、泪腺炎和眼睑脓肿。淋病奈瑟菌性结膜炎成人主要是通过生殖器-眼接触传播而感染,新生儿主要是分娩时经患有淋病奈瑟菌性阴道炎的母体产道感染,发病率大约为 0.04%。脑膜炎奈瑟菌性结膜炎最常见患病途径是血源性播散感染,也可通过呼吸道分泌物传播。成人淋病奈瑟菌性结膜炎较脑膜炎奈瑟菌性结膜炎更为常见,而脑膜炎奈瑟菌性结膜炎多见于儿童,通常为双眼性,潜伏期仅为数小时至 1 天,表现类似淋病奈瑟菌性结膜炎,严重者可发展成化脓性脑膜炎,危及患者的生命。两者在临床上往往难以鉴别,两种致病菌均可引起全身扩散,包括败血症。特异性诊断方法需要培养和糖发酵试验。近年来,奈瑟菌属出现青霉素耐药菌群,因此药物敏感试验非常重要。

(二)新生儿淋病奈瑟菌性结膜炎

新生儿淋病奈瑟菌性结膜炎潜伏期 2～5 天者多为产道感染,出生后 7 天发病者为产后感染。双眼常同时受累。有畏光、流泪,眼睑高度水肿,重者突出于睑裂之外,可有假膜形成。分泌物由病初的浆液性很快转变为脓性,脓液量多,不断从睑裂流出,故又有"脓漏眼"之称。常有耳前淋巴结肿大和压痛。严重病例可并发角膜溃疡甚至眼内炎。感染的婴儿可能还有并发其他部位的化脓性炎症,如关节炎、脑膜炎、肺炎、败血症等。

(三)急性或亚急性细菌性结膜炎

急性或亚急性细菌性结膜炎又称"急性卡他性结膜炎",俗称"红眼病",传染性强多见于春秋季节,可散发感染,也可流行于学校、工厂等集体生活场所。发病急,潜伏期 1～3 天,两眼同时或相隔 1～2 天发病。发病 3～4 天时病情达到高潮,以后逐渐减轻,病程多小于 3 周。最常见的致病菌是肺炎链球菌、金黄色葡萄球菌和流感嗜血杆菌。病原体可随季节变化,有研究显示冬天主要是肺炎链球菌引起的感染,流感嗜血杆菌性结膜炎则多见于春夏时期。

1.金黄色葡萄球菌

通过释放外毒素和激活生物活性物质,如溶血素、溶纤维蛋白溶酶、凝固酶等引起急性化脓性结膜炎。患者多伴有睑缘炎,任何年龄均可发病,晨起由于黏液脓性分泌物糊住眼睑而睁眼困难,较少累及角膜。表皮葡萄球菌引起的结膜炎少见。

2.肺炎链球菌

肺炎链球菌性结膜炎有自限性,儿童发病率高于成人。潜伏期大约 2 天,结膜充血、黏脓性分泌物等症状在 2～3 天后达到顶点。上睑结膜和穹隆结膜可有结膜下出血,球结膜水肿。可有上呼吸道症状,但很少引起肺炎。

3.流感嗜血杆菌

流感嗜血杆菌是儿童细菌性结膜炎的最常见病原体,成人中也可见。潜伏期约 24 小时,临床表现为充血、水肿、球结膜下出血,脓性或黏液脓性分泌物,症状 3～4 天达到高峰,在开始抗生素治疗后 7～10 天症状消失,不治疗可复发。流感嗜血杆菌Ⅲ型感染还可并发卡他性边缘性角膜浸润或溃疡。儿童流感嗜血杆菌感染可引起眶周蜂窝织炎,部分患者伴有体温升高、身体不适等全身症状。

4.其他

白喉杆菌引起的急性膜性或假膜性结膜炎,20 世纪初开始使用白喉杆菌类毒素后发病率明显下降,如今白喉杆菌性结膜炎偶见于儿童咽白喉患者,最初,眼睑红、肿、热、痛,可有耳前淋巴结肿大,严重病例球结膜面可有灰白色-黄色膜和假膜形成,坏死脱落后形成瘢痕。角膜溃疡少见,但一旦累及很容易穿孔。白喉毒素可致眼外肌和调节麻痹,干眼、睑球粘连、倒睫和睑内翻是白喉杆菌性结膜炎的常见并发症。本病有强传染性,需全身使用抗生素。

其他少见的急性化脓性结膜炎有:摩拉克菌结膜炎在免疫力低下和酗酒人群中可见,假单胞菌属、埃希菌属、志贺菌和梭菌属等偶可引起单眼感染,眼睑肿胀,球结膜水肿,可有假膜形成,极少累及角膜。

(四)慢性细菌性结膜炎

慢性细菌性结膜炎可由急性结膜炎演变而来,或毒力较弱的病原菌感染所致。多见于鼻泪管阻塞或慢性泪囊炎患者,或慢性睑缘炎或睑板腺功能异常者。金黄色葡萄球菌和摩拉克菌是慢性细菌性结膜炎最常见的两种病原体。

慢性结膜炎进展缓慢,持续时间长,可单侧或双侧发病。症状多种多样,主要表现为眼痒,烧灼感,干涩感,眼刺痛及视力疲劳。结膜轻度充血,可有睑结膜增厚、乳头增生,分泌物为黏液性或白色泡沫样。摩拉克菌可引起眦部结膜炎,伴外眦角皮肤结痂、溃疡形成及睑结膜乳头和滤泡增生。金黄色葡萄球菌引起者常伴有溃疡性睑缘炎或角膜周边点状浸润。

三、诊断

根据临床表现、分泌物涂片或结膜刮片等检查,可以诊断。结膜刮片和分泌物涂片通过革兰和 Giemsa 染色可在显微镜下发现大量多形核白细胞和细菌。为明确病因和指导治疗,对于伴有大量脓性分泌物者、结膜炎严重的儿童和婴儿及治疗无效者应进行细菌培养和药物敏感试验,有全身症状的还应进行血培养。

四、治疗

去除病因,抗感染治疗,在等待实验室结果时,医师应开始局部使用广谱抗生素,确定致病菌属后给予敏感抗生素。根据病情的轻重可选择结膜囊冲洗、局部用药、全身用药或联合用药。切勿包扎患眼,但可佩戴太阳镜以减少光线的刺激。超急性细菌性结膜炎治疗应在诊断性标本收集后立即进行,以减少潜在的角膜及全身感染的发生,局部治疗和全身用药并重。成人急性或亚急性细菌性结膜炎一般选择滴眼液。儿童则选择眼膏,避免滴眼液随哭泣时眼泪排除,而且其作用时间更长。慢性细菌性结膜炎治疗基本原则与急性结膜炎相似,需长期治疗,疗效取决于患者对治疗方案的依从性。各类型结膜炎波及角膜时应按角膜炎治疗原则处理。

(一)局部治疗

(1)当患眼分泌物多时,可用无刺激性的冲洗剂如3％硼酸水或生理盐水冲洗结膜囊。冲洗时要小心操作,避免损伤角膜上皮,冲洗液勿流入健眼,以免造成交叉传染。

(2)局部充分滴用有效的抗生素眼水和眼药膏。急性阶段每1～2小时1次。革兰氏阳性菌所致者可局部使用:5 000～10 000 U/mL青霉素、15％磺胺醋酰钠、0.1％利福平、杆菌肽、甲氧苄啶-多黏菌素B、0.5％氯霉素等眼药水频点和红霉素、杆菌肽-多黏菌素B眼膏等抗生素眼药膏。革兰氏阴性菌所致者可选用氨基糖苷类或喹诺酮类药物,如0.3％庆大霉素、0.3％妥布霉素、0.3％环丙沙星、0.3％氧氟沙星眼药水或眼药膏。在特殊情况下,可使用合成抗生素滴眼液。如甲氧苯青霉素耐药性葡萄球菌性结膜炎可使用5 mg/mL万古霉素滴眼液。慢性葡萄球菌性结膜炎对用杆菌肽和红霉素反应良好,还可适当应用收敛剂如0.25％硫酸锌眼水。

(二)全身治疗

(1)奈瑟菌性结膜炎应全身及时使用足量的抗生素,肌内注射或静脉给药。淋病奈瑟菌性结膜炎角膜未波及,成人大剂量肌内注射青霉素或头孢曲松钠1 g即可,如果角膜也被感染,加大剂量,1～2 g/d,连续5天。青霉素过敏者可用大观霉素(2 g/d,肌内注射)。除此之外,还可联合口服1 g阿奇霉素或100 mg多西环素,每天2次,持续7天;或喹诺酮类药物(环丙沙星0.5 g或氧氟沙星0.4 g,每天2次,连续5天)。

大约1/5外源性(原发性)脑膜炎奈瑟菌性结膜炎可引起脑膜炎奈瑟菌血

症,单纯局部治疗患者发生菌血症的概率比联合全身用药患者高 20 倍。因此必须联合全身治疗。脑膜炎奈瑟菌性结膜炎可静脉注射或肌内注射青霉素。青霉素过敏者可用氯霉素代替。2 天内可有明显疗效。和脑膜炎奈瑟菌性结膜炎患者接触者应进行预防性治疗,可口服利福平每天 2 次持续 2 天,推荐剂量是成人 600 mg,儿童 10 mg/kg。

(2)流感嗜血杆菌感染而致的急性细菌性结膜炎或伴有咽炎或急性化脓性中耳炎的患者局部用药的同时应口服头孢菌素类抗生素或利福平。

(3)慢性结膜炎的难治性病例和伴有酒糟鼻患者需口服多西环素 100 mg,1～2 次/天,持续数月。

五、预防

(1)严格注意个人卫生和集体卫生。提倡勤洗手、洗脸和不用手或衣袖拭眼。

(2)急性期患者需隔离,以避免传染,防止流行。一眼患病时应防止另眼感染。

(3)严格消毒患者用过的洗脸用具、手帕及接触的医疗器皿。

(4)医护人员在接触患者之后必须洗手消毒以防交叉感染。必要时应戴防护眼镜。

(5)新生儿出生后应常规立即用 1% 硝酸银眼药水滴眼 1 次或涂 0.5% 四环素眼药膏,以预防新生儿淋病奈瑟菌性结膜炎和衣原体性结膜炎。

第三节 病毒性结膜炎

病毒性结膜炎是一种常见感染,病变程度因个体免疫状况、病毒毒力大小不同而存在差异,通常有自限性。临床上按病程分为急性和慢性两组,以前者多见包括流行性角结膜炎、流行性出血性结膜炎、咽结膜热、单纯疱疹病毒性结膜炎和新城鸡瘟结膜炎等。慢性病毒性结膜炎包括传染性软疣性睑结膜炎、水痘-带状疱疹性睑结膜炎、麻疹性角结膜炎等。

一、腺病毒性角结膜炎

腺病毒感染性结膜炎症是一种重要的病毒性结膜炎,主要表现为急性滤泡性结膜炎,常合并有角膜病变。本病传染性强,可散在或流行性发病。腺病毒是一种脱氧核糖核酸(DNA)病毒,可分为31个血清型。不同型别的腺病毒引起的病毒性结膜炎可有不同的临床表现,同样的临床表现也可由几种不同血清型的腺病毒所引起。腺病毒性角结膜炎主要表现为两大类型,即流行性角结膜炎和咽结膜热。

(一)流行性角结膜炎

流行性角结膜炎是一种强传染性的接触性传染病,由腺病毒8、19、29和37型腺病毒(人腺病毒D亚组)引起。潜伏期为5~7天。

1.临床表现

起病急、症状重、双眼发病。主要症状有充血、疼痛、畏光、伴有水样分泌物。疾病早期常一眼先发病,数天后对侧眼也受累,但病情相对较轻。急性期眼睑水肿,结膜充血水肿,48小时内出现滤泡和结膜下出血,色鲜红,量多时呈暗红色。假膜(有时真膜)形成后能导致扁平瘢痕、睑球粘连。发病数天后,角膜可出现弥散的斑点状上皮损害,并于发病7~10天后融合成较大的、粗糙的上皮浸润。2周后发展为局部的上皮下浸润,并主要散布于中央角膜,角膜敏感性正常。发病3~4周后,上皮下浸润加剧,形态大小基本一致,数个至数十个不等。上皮下浸润由迟发性变态反应引起,主要是淋巴细胞在前弹力层和前基质层的浸润,是机体对病毒抗原的免疫反应。这种上皮下浸润可持续数月甚至数年之久,逐渐吸收,极个别情况下,浸润最终形成瘢痕,造成永久性视力损害。结膜炎症最长持续3~4周。原发症状消退后,角膜混浊数月后可消失。患者常出现耳前淋巴结肿大和压痛,且于眼部开始受累侧较为明显,是和其他类型结膜炎的重要鉴别点,疾病早期或症状轻者无此表现。需注意儿童睑板腺感染时也可有耳前淋巴结肿大。儿童可有全身症状,如发热、咽痛、中耳炎、腹泻等。

2.诊断

急性滤泡性结膜炎和炎症晚期出现的角膜上皮下浸润是本病的典型特征,结膜刮片见大量单核细胞,有假膜形成时,中性粒细胞数量增加。病毒培养、PCR检测、血清学检查可协助病原学诊断。

3.鉴别诊断

(1)流行性出血性结膜炎:70型肠道病毒(偶由A24型柯萨奇病毒)感染引起,潜伏期短18~48小时(病程短15~7天),除具有结膜炎一般性症状和体征外,主要特征为结膜下出血呈片状或点状,从上方球结膜开始向下方球结膜蔓延。少数人发生前葡萄膜炎,部分患者还有发热不适及肌肉痛等全身症状。

（2）慢性滤泡性结膜炎：原因不明。常见于儿童及青少年，皆为双侧。下穹隆及下睑结膜见大小均匀，排列整齐的滤泡，无融合倾向。结膜充血并有分泌物，但不肥厚，数年后不留痕迹而自愈，无角膜血管翳。

（3）急性细菌性结膜炎：又称"急性卡他性结膜炎"，临床表现为患眼红、烧灼感，或伴有畏光、流泪。结膜充血，中等量黏脓性分泌物，夜晚睡眠后，上下睑睫毛常被分泌物黏合在一起。结膜囊分泌物培养细菌阳性。

4.治疗

必须采取措施减少感染传播。所有接触感染者的器械必须仔细清洗消毒，告知患者避免接触眼睑和泪液，经常洗手。当出现感染时尽可能避免人群之间的接触。治疗无特殊，局部冷敷和使用血管收缩剂可减轻症状，急性期可使用抗病毒药物抑制病毒复制如干扰素滴眼剂、0.1%碘苷、0.1%利巴韦林、4%吗啉胍等，每小时1次。合并细菌感染时加用抗生素治疗。出现严重的膜或假膜、上皮或上皮下角膜炎引起视力下降时可考虑使用皮质类固醇眼药水，病情控制后应减少糖皮质激素（简称激素）眼药水的点眼频度至每天1次或隔天1次。应用中要注意逐渐减药，不要突然停药，以免复发；另外还要注意激素的不良反应。

（二）咽结膜热

咽结膜热是由腺病毒3、4和7型引起的一种表现为急性滤泡性结膜炎伴有上呼吸道感染和发热的病毒性结膜炎，传播途径主要是呼吸道分泌物。多见于4～9岁儿童和青少年。常于夏、冬季节在幼儿园、学校中流行。散发病例可见于成人。

1.临床表现

前驱症状为全身乏力，体温上升至38.3～40 ℃，自觉流泪、眼红和咽痛。患者体征为眼部滤泡性结膜炎、一过性浅层点状角膜炎及上皮下混浊，耳前淋巴结肿大。咽结膜热有时可只表现出1～3个主要体征。病程10天左右，有自限性。

2.诊断

根据临床表现可以诊断。结膜刮片中见大量单核细胞，培养无细菌生长。

3.治疗和预防

无特殊治疗。可参考流行性角结膜炎的治疗和预防措施。发病期间勿去公共场所、泳池等，减少传播机会。

二、流行性出血性角结膜炎

流行性出血性结膜炎是由70型肠道病毒（偶由A24型柯萨奇病毒）引起的

一种暴发流行的自限性眼部传染病，又称"阿波罗 11 号结膜炎"。1969 年在加纳第一次暴发，1971 年曾在我国大范围流行。该病在许多国家和岛屿发生过流行。

(一)临床表现

潜伏期短 18～48 小时(病程短，7～15 天)，常见症状有眼痛、畏光、异物感、流泪、结膜下出血、眼睑水肿等。结膜下出血呈片状或点状，从上方球结膜开始向下方球结膜蔓延。多数患者有滤泡形成，伴有上皮角膜炎和耳前淋巴结肿大。少数人发生前葡萄膜炎，部分患者还有发热不适及肌肉痛等全身症状。印度和日本曾报道个别病例出现类似脊髓灰质炎样下肢运动障碍。

(二)诊断

急性滤泡性结膜炎的症状，同时有显著的结膜下出血，耳前淋巴结肿大等为诊断依据。

(三)治疗和预防

无特殊治疗，有自限性，加强个人卫生和医院管理，防止传播是预防的关键。

第四节　变应性结膜炎

变应性结膜炎是结膜对外界变应原的一种超敏性免疫反应。结膜经常暴露在外，易与空气中的致敏原如花粉、尘埃、动物羽毛等接触，也容易遭受细菌或其他微生物的感染(其蛋白质可致敏)，药物的使用也可使结膜组织发生变态反应。由体液免疫介导的变应性结膜炎呈速发型，临床上常见的有花粉症、异位性结膜炎和春季角结膜炎；由细胞介导的则呈慢性过程，常见的有泡性结膜炎。眼部的长期用药又可导致医源性结膜接触性或过敏性结膜炎，有速发型和迟发型两种。还有一种自身免疫性疾病，包括干燥性角结膜炎、结膜类天疱疮、Stevens-Johnson 综合征等。

一、春季角结膜炎

春季角结膜炎又名春季卡他性结膜炎、季节性结膜炎等。青春期前起病，持续 5～10 年，多为双眼，男孩发病率高于女孩。该病在中东和非洲发病率高，温带地区发病率低,寒冷地区则几乎无病例报道。春夏季节发病率高于秋冬两季。

(一)病因

尚不明确,其免疫发病机制是Ⅰ型和Ⅳ型超敏反应。很难找到特殊的致敏原。通常认为和花粉敏感有关。各种微生物的蛋白质成分、动物皮屑和羽毛等也可能致敏。近年来,发现春季角结膜炎患者角膜上皮表达细胞黏附分子(ICAM-1)。泪液中可分离出特异性的 IgE、IgG,组胺和类胰蛋白酶升高,血清中组胺酶水平下降。因此发病机制和体液免疫(IgG、IgE)及细胞免疫都有关。春季角结膜炎也见于 IgE 综合征的患者。

(二)临床表现

临床上把春季角结膜炎分为睑结膜型、角结膜缘型及混合型 3 种。患者眼部奇痒,黏丝状分泌物,夜间症状加重。可有家族过敏史。

睑结膜型的特点是结膜呈粉红色,上睑结膜巨大乳头呈铺路石样排列。乳头形状不一,扁平外观,包含有毛细血管丛。下睑结膜可出现弥散的小乳头。严重者上睑结膜可有假膜形成。除非进行冷冻、放疗和手术切除乳头等创伤性操作,一般反复发作后结膜乳头可完全消退,不遗留瘢痕。

角结膜缘型更常见于黑色人种。上下睑结膜均出现小乳头。其重要临床表现是在角膜缘有黄褐色或污红色胶样增生,以上方角膜缘明显。

混合型睑结膜和角膜同时出现上述两型检查所见。

各种类型春季角结膜炎均可累及角膜,文献报道角膜受损发生率为 3%～50%。以睑结膜型更为常,主要是由于肥大细胞及嗜酸性粒细胞释放炎症介质引起。角膜受损最常表现为弥漫性点状上皮角膜炎,甚至形成盾形无菌性上皮损害,多分布于中上 1/3 角膜称为"春季溃疡"。部分患者急性期可在角膜缘见到白色 Horner-Trantas 结节。结膜分泌物涂片和 Trantas 结节活检行 Giemsa 染色,可见大量嗜酸性粒细胞和嗜酸性颗粒。角膜上方可有微小血管翳,极少全周角膜血管化。该病和圆锥角膜可能有一定关系。

(三)诊断

根据男性青年好发,季节性反复发作,奇痒;上睑结膜乳头增生呈扁平的铺路石样或角膜缘部胶样结节;显微镜下结膜刮片每高倍视野出现超过 2 个嗜酸性粒细胞,即可作出诊断。

(四)治疗

春季角结膜炎是一种自限性疾病,短期用药可减轻症状,长期用药则对眼部组织有损害作用。治疗方法的选择需取决于患者的症状和眼表病变严重程度。物理治疗包括冰敷,以及在有空调房间可使患者感觉舒适。患者治疗效果不佳时,可考虑移居寒冷地区。

局部使用激素具有抑制肥大细胞介质的释放,阻断炎症细胞的趋化,减少结膜中肥大细胞及嗜酸性粒细胞的数量,抑制磷脂酶 A2,从而阻止花生四烯酸及其代谢产物的产生等多种功能。对迟发性超敏反应亦有良好的抑制作用。急性期患者可采用激素间歇疗法,先局部频繁(如每 2 小时 1 次)应用激素5～7 天,后迅速减量。顽固的睑结膜型春季角结膜炎病例可在睑板上方注射0.5～1 mL 短效激素如地塞米松磷酸钠（4 mg/mL）或长效激素如曲安西龙奈德（40 mg/mL）。但要注意长期使用会产生青光眼、白内障等严重并发症。

非甾体抗炎药是环氧化酶的抑制剂,它可以抑制前列腺素的产生及嗜酸性粒细胞的趋化等,在过敏性疾病发作的急性阶段及间歇阶段均可使用,对缓解眼痒、结膜充血、流泪等眼部症状及体征均显示出一定的治疗效果。

肥大细胞稳定剂通过抑制细胞膜钙通道发挥作用。它可以阻止因抗原与肥大细胞膜上 IgE 交联而引起的炎症介质的释放。常用的有色甘酸二钠及奈多罗米等。最好在接触变应原之前使用,对于已经发作的患者治疗效果较差。目前多主张在春季角结膜炎易发季节每天滴用细胞膜稳定剂色甘酸钠或新一代药物萘多罗米钠肥大细胞稳定剂 4～5 次,预防病情发作或维持治疗效果,待炎症发作时才短时间使用激素进行冲击治疗。

抗组胺药(富马酸依美斯汀)可拮抗已经释放的炎症介质的生物学活性,减轻患者症状,与肥大细胞稳定剂联合使用治疗效果较好,可减轻眼部不适症状。

经过一系列药物治疗(抗组胺药、血管收缩剂)仍有强烈畏光以至于无法正常生活的顽固病例,局部应用 2％的环孢素 A 可以很快控制局部炎症及减少激素的使用量。但是在停药后 2～4 个月后炎症往往复发。0.05％FK506 可以抑制 IL-2 基因转录及 IgE 合成信号传递通路,对顽固性春季结膜炎有良好的治疗效果。

人工泪液可以稀释肥大细胞释放的炎症介质,同时可改善因角膜上皮点状缺损引起的眼部异物感,但需使用不含防腐剂的剂型。对花粉和其他变应原进行脱敏治疗效果尚不肯定。春季角结膜炎伴发的葡萄球菌睑缘炎和结膜炎要给予相应治疗。

二、过敏性结膜炎

过敏性结膜炎是由于眼部组织对变应原产生超敏反应所引起的炎症。本节专指那些由于接触药物或其他抗原而过敏的结膜炎。有速发型和迟发型两种。引起速发型的致敏原有花粉、角膜接触镜及其清洗液等；药物一般引起迟发型，如睫状肌麻痹药阿托品和后马托品，氨基糖苷类抗生素，抗病毒药物碘苷和三氟胸腺嘧啶核苷，防腐剂硫柳汞和乙二胺四醋酸及缩瞳剂等。

(一)临床表现

接触致敏物质数分钟后迅速发生的为Ⅰ型超敏反应，眼部瘙痒、眼睑水肿和肿胀、结膜充血及水肿。极少数的患者可表现为系统性过敏症状。在滴入局部药物后 24～72 小时才发生的为迟发Ⅳ型超敏反应。表现为眼睑皮肤急性湿疹、皮革样变。睑结膜乳头增生、滤泡形成，严重者可引起结膜上皮剥脱。下方角膜可见斑点样上皮糜烂。慢性接触性睑结膜炎的后遗症包括色素沉着、皮肤瘢痕、下睑外翻。

(二)诊断

根据有较明显变应原接触史，脱离接触后症状迅速消退；结膜囊分泌物涂片发现嗜酸性粒细胞增多等可以诊断。

(三)治疗

查找变应原，Ⅰ型超敏反应经避免接触变应原或停药即可得到缓解。局部点皮质类固醇眼药水(如0.1％地塞米松)、血管收缩剂(0.1％肾上腺素或1％麻黄碱)，伴有睑皮肤红肿、丘疹者，可用 2％～3％硼酸水湿敷。近年来，研制的几种新型药物如非甾体抗炎药 0.5％酮咯酸氨丁三醇、抗组胺药 0.05％富马酸依美斯汀以及细胞膜稳定剂萘多罗米钠点眼，可明显减轻症状。严重者可加用全身抗过敏药物，如氯苯那敏、阿司咪唑、抗组胺药或激素等。

三、季节性过敏性结膜炎

季节性过敏性结膜炎又名枯草热性结膜炎，是眼部过敏性疾病最常见的类型，其致敏原主要为植物的花粉。

(一)临床表现

该病主要特征是季节性发作(通常在春季)；通常双眼发病，起病迅速，在接触致敏原时发作，脱离致敏原后症状很快缓解或消失。最常见的症状为眼痒，几乎所有的患者均可出现，轻重程度不一。也可有异物感、烧灼感、流泪、畏光及黏液性分泌物等表现，高温环境下症状加重。

主要体征为结膜充血及非特异性睑结膜乳头增生，有时合并有结膜水肿或眼睑水肿,小孩更易出现。很少影响角膜,偶有轻微的点状上皮性角膜炎的表现。

许多患者有过敏性鼻炎及支气管哮喘病史。

(二)治疗

1.一般治疗

一般治疗包括脱离变应原,眼睑冷敷,生理盐水冲洗结膜囊等手段。

2.药物治疗

常用的有抗组胺药、肥大细胞稳定剂、非甾体抗炎药及血管收缩剂,对于病情严重,使用其他药物治疗无效的患者可以考虑短期使用激素。多采用局部用药,对于合并有眼外症状者可以全身使用有抗组胺药、非甾体抗炎药及激素。

(三)脱敏治疗

如果致敏原已经明确,可以考虑使用脱敏治疗。对于因植物花粉及杂草引起的过敏性结膜炎其效果相对较佳。但对于许多其他原因引起的过敏性结膜炎患者,其治疗效果往往并不理想。

(四)预后

预后良好,多无视力损害,很少出现并发症。

四、常年性过敏性结膜炎

常年性过敏性结膜炎远比季节性过敏性结膜炎少见。致敏原通常为房屋粉尘、虫螨、动物的皮毛、棉麻及羽毛等。

(一)临床表现

临床表现与季节性过敏性结膜炎相似。由于抗原常年均有,故其症状持续存在,一些患者有季节性加重现象。眼部症状通常比季节性结膜炎轻微。

检查时常发现结膜充血、乳头性结膜炎合并少许滤泡、一过性眼睑水肿等。一些患者可能没有明显的阳性体征。

(二)治疗

治疗手段基本同季节性过敏性结膜炎。

由于致敏原常年存在,因此通常需要长期用药。常用的药物为抗组胺药物及肥大细胞稳定剂,激素仅在炎症恶化其他治疗无效时才使用,且不宜长期使用。

脱敏治疗效果往往很不理想,故很少采用。

(三)预后

预后良好,多无视力损害,很少出现并发症。

五、巨乳头性结膜炎

巨乳头性结膜炎发生与抗原沉积及微创伤有密切的关系,为机械性刺激与超敏反应共同作用的结果。

(一)临床表现

该病多见于戴角膜接触镜(尤其是佩戴材料低劣的软性角膜接触镜者)或义眼,以及有角膜手术病史(未埋线)或视网膜脱离手术史(填充物暴露)的患者。患者常首先表现为接触镜不耐受及眼痒,也可出现视矇(因接触镜沉积物所致),异物感及分泌物等。

检查最先表现为上睑结膜轻度的乳头增生,之后被大的乳头(>0.3 mm)替代,最终变为巨乳头(>1 mm)。

巨乳头结膜炎很少累及角膜,少数患者可以出现浅点状角膜病变及Trantas斑。

(二)治疗

1.一般治疗

更换接触镜,选择高透气性的接触镜或小直径的硬性接触镜,缩短接触镜佩戴时间;加强接触镜的护理,避免使用含有防腐剂及汞等具有潜在抗原活性的护理液;炎症恶化期间,最好停戴接触镜。义眼必须每天用肥皂清洗,在清水中浸泡,置于干燥的地方备用。对有缝线及硅胶摩擦者,如情况许可应加以拆除。

2.药物治疗

常用的药物有肥大细胞稳定剂、激素及非甾体抗炎药。糖皮质激素应尽量避免使用,但对于佩戴义眼患者可以放宽使用范围。

(三)预后

尽管治疗过程中症状及体征消退缓慢,但一般预后良好,很少出现视力受损。

六、泡性结膜炎

泡性角结膜炎是由微生物蛋白质引起的迟发型免疫反应性疾病。常见致病微生物包括:结核分枝杆菌、金黄色葡萄球菌、白色念珠菌、球孢子菌属,以及L1、L2、L3血清型沙眼衣原体等。

(一)临床表现

多见于女性、青少年及儿童。有轻微的异物感,如果累及角膜则症状加重。泡性结膜炎初起为实性,隆起的红色小病灶(1～3 mm)周围有充血区。角膜缘处三角形病灶,尖端指向角膜,顶端易溃烂形成溃疡,多在 10～12 天内愈合,不留瘢痕。病变发生在角膜缘时,有单发或多发的灰白色小结节,结节较泡性结膜炎者为小,病变处局部充血,病变愈合后可留有浅淡的瘢痕,使角膜缘齿状参差不齐。初次泡性结膜炎症状消退后,遇有活动性睑缘炎、急性细菌性结膜炎和挑食等诱发因素可复发。反复发作后疱疹可向中央进犯,新生血管也随之长入,称为束状角膜炎,痊愈后遗留一带状薄翳,血管则逐渐萎缩。极少数患者疱疹可以发生于角膜或睑结膜。

(二)诊断

根据典型的角膜缘或球结膜处实性结节样小泡,其周围充血等症状可正确诊断。

(三)治疗

治疗诱发此病的潜在性疾病。局部激素眼药水点眼如 0.1% 地塞米松眼药水,结核菌体蛋白引起的泡性结膜炎对激素治疗敏感,使用激素后 24 小时内主要症状减轻,继用 24 小时病灶消失。伴有相邻组织的细菌感染要给予抗生素治疗。补充各种维生素,并注意营养,增强体质。对于反复束状角膜炎引起角膜瘢痕导致视力严重下降的患者可以考虑行角膜移植进行治疗。

七、特应性角结膜炎

特应性角结膜炎好发于有特应性皮炎病史的患者,在发生 Ⅰ 型速发超敏反应同时还伴有细胞介导的免疫抑制。因此患者容易合并单纯疱疹病毒或金黄色葡萄球菌感染。

(一)临床表现

该病患者通常终年患病,好发于老年人。睑结膜中等大小的乳头,伴有上皮下纤维化,晚期形成结膜瘢痕,有时会发展成睑球粘连。慢性上皮病变损害角膜缘干细胞后,形成广泛的角膜新生血管。部分患者伴有晶状体后囊混浊。

(二)治疗

避免接触变应原。药物治疗同春季角结膜炎相似。合并病毒或细菌感染时给予相应治疗。极少数患者局部的药物治疗通常不能有效控制病情,需局部使用免疫抑制剂(如环孢素 A)。

八、自身变应性结膜炎

自身变应性结膜炎可引起眼表上皮损害、泪膜稳定性下降,导致眼表泪液疾病的发生,严重影响视力。主要有 Sjögren 综合征、结膜类天疱疮、Stevens-Johnson 综合征等疾病。

(一)Sjögren 综合征

Sjögren 综合征(SS)是一种累及全身多系统的疾病,该综合征包括:干眼症、口干、结缔组织损害(关节炎)。3 个症状中两个存在即可诊断。绝经期妇女多发。泪腺有淋巴细胞和浆细胞浸润,造成泪腺增生,结构功能破坏。

1.临床表现

SS 导致干眼症状。睑裂区结膜充血、刺激感,有轻度结膜炎症和黏丝状分泌物,角膜上皮点状缺损,多见于下方角膜,丝状角膜炎也不少见,疼痛有朝轻暮重的特点。泪膜消失,泪液分泌试验异常,结膜和角膜虎红染色及丽丝胺绿染色阳性有助于临床诊断。

2.诊断

唾液腺组织活检有淋巴细胞和浆细胞浸润,结合临床症状可确诊。

3.治疗

主要为对症治疗,缓解症状,治疗措施要有针对性。可采用人工泪液,封闭泪点,湿房镜等措施。

(二)瘢痕性类天疱疮

瘢痕性类天疱疮病因未明,治疗效果不佳的一种非特异性慢性结膜炎,伴有口腔、鼻腔、瓣膜和皮肤的病灶。女性患者严重程度高于男性。部分有自行减轻的趋势。

1.临床表现

常表现为反复发作的中度、非特异性的结膜炎,偶尔出现黏液脓性的改变。特点为结膜病变形成瘢痕,造成睑球粘连,特别是下睑,以及睑内翻、倒睫等。根据病情严重程度可分为Ⅰ期结膜下纤维化,Ⅱ期穹隆部缩窄,Ⅲ期睑球粘连,Ⅳ期广泛的睑球粘连而导致眼球运动障碍。

结膜炎症的反复发作可以损伤杯状细胞,结膜瘢痕阻塞泪腺导管的分泌。泪液中水样液和黏蛋白的缺乏最终导致干眼。合并睑内翻和倒睫时,出现角膜损伤,角膜血管化、瘢痕加重、溃疡、眼表上皮鳞状化生。

2.诊断

根据临床表现,结膜活检有嗜酸性粒细胞,基膜有免疫荧光阳性物质(IgG、IgM、IgA)等可诊断。在某些类天疱疮患者的血清中可以检测到抗基膜循环抗体。

3.治疗

治疗应在瘢痕形成前就开始,减少组织受损程度。口服氨苯砜和免疫抑制剂环磷酰胺等对部分患者有效。近年有研究认为静脉注射免疫球蛋白可以治疗包括类天疱疮在内的自身免疫性疾病。病程长者多因角膜干燥,完全性睑球粘连等严重并发症失明,可酌情行眼表重建手术。

(三)Stevens-Johnson 综合征

Stevens-Johnson综合征发病与免疫复合物沉积在真皮和结膜实质中有关。部分药物如氨苯磺胺,抗惊厥药,水杨酸盐,青霉素,氨苄西林和异烟肼;或单纯疱疹病毒、金黄色葡萄球菌、腺病毒感染可诱发此病。

1.临床表现

该病的特征是黏膜溃疡形成和皮肤的多形性红斑,该病好发于年轻人,35岁以后很少发病。患者主诉有眼疼刺激,分泌物和畏光等。双眼结膜受累。最初表现为黏液脓性结膜炎和浅层角膜炎,晚期瘢痕形成导致结膜皱缩,倒睫和泪液缺乏。继发角膜血管瘢痕化后影响视力。

2.治疗

全身使用激素可延缓病情进展,局部激素使用对眼部损害治疗无效,还可能致角膜溶解、穿孔。结膜炎分泌物清除后给予人工泪液可减轻不适症状。出现倒睫和睑内翻要手术矫正。

第五节 变性性结膜病

一、翼状胬肉

翼状胬肉是一种慢性炎症性病变,因形状似昆虫翅膀而得名,俗称"攀睛"或"胬肉攀睛"。多在睑裂斑的基础上发展而成。近地球赤道部和户外工作的人群(如渔民、农民)发病率较高,地理纬度与翼状胬肉有较大的关系,Cameron

(1965)发现翼状胬肉发病最高的地区为纬度 $30°\sim35°$。具体病因不明,可能与紫外线照射、烟尘等有一定关系。局部角膜缘干细胞受损,失去屏障作用可能也是发病基础。近年用免疫荧光法发现翼状胬肉组织内存在 IgE、IgG,而 IgE 的存在可能与 I 型变态反应有关,组织学检查在翼状胬肉基质中有浆细胞和淋巴细胞浸润。也有人认为是结膜组织的增殖变性弹力纤维发育异常而产生的弹力纤维变性所致。

(一)临床表现

多双眼发病,以鼻侧多见。一般无明显自觉症状,或仅有轻度异物感,当病变接近角膜瞳孔区时,因引起角膜散光或直接遮挡瞳孔区而引起视力下降。睑裂区肥厚的球结膜及其下纤维血管组织呈三角形向角膜侵入,当胬肉较大时,可妨碍眼球运动。

按其发展与否,可分为进行性和静止性两型。进行性翼状胬肉头部隆起、其前端有浸润,有时见色素性铁线(Stocker 线),体部充血、肥厚,向角膜内逐渐生长。静止性翼状胬肉头部平坦,体部菲薄,静止不发展。

(二)诊断与鉴别诊断

检查见睑裂区呈翼状的纤维血管组织侵入角膜即可诊断。需与睑裂斑和假性胬肉相鉴别。睑裂斑通常不充血,形态与胬肉不同,底部方向相反,且不向角膜方向发展。假性胬肉通常有角膜溃疡或创伤病史,与附近结膜组织粘连,可在任何方位形成。

(三)治疗

减少外界环境的刺激因素对于预防翼状胬肉的发生有 定作用,毕竟日光中的紫外线与翼状胬肉的发生有密切关系,流行病学发现,在长期佩戴眼镜的人群中,翼状胬肉的发生率较低,因此,佩戴防护镜应该是预防翼状胬肉发生的简便易行的方法。胬肉小而静止时一般不需治疗,但应尽可能减少风沙、阳光等刺激。胬肉进行性发展,侵及瞳孔区,可以进行手术治疗,但有一定的复发率。手术方式有单纯胬肉切除或结膜瓣转移术,胬肉切除+球结膜瓣转移、移植或羊膜移植术。联合角膜缘干细胞移植、自体结膜移植、β 射线照射、局部使用丝裂霉素等,可以减少胬肉复发率。近期研制出的 TGF-β 抑制剂可以通过抑制细胞增殖、胶原合成及炎症细胞浸润来控制翼状胬肉的发展。

二、睑裂斑

睑裂斑为睑裂区角巩膜缘连接处水平性的、三角形或椭圆形、隆起的、灰黄色的球结膜结节。鼻侧发生多且早于颞侧,多为双侧性。外观常像脂类渗透至上皮下组织,内含黄色透明弹性组织。一般是由于紫外线(电焊等)或光化学性暴露引起。目前眼睑闭合对睑裂区球结膜造成的重复性损伤也被认为是一个致病因素。

(一)临床表现

睑裂部接近角膜缘处的球结膜出现三角形隆起的斑块,三角形基底朝向角膜。睑裂斑通常是无症状,至多是美容的问题。偶尔睑裂斑可能会充血、表面变粗糙,发生睑裂斑炎。

(二)治疗

一般无须治疗。发生睑裂斑炎给予作用较弱的激素或非甾体抗炎药局部点眼即可。严重影响外观、反复慢性炎症或干扰角膜接触镜的成功佩戴时可考虑予以切除。

三、结膜结石

结膜结石是在睑结膜表面出现的黄白色凝结物,常见于慢性结膜炎患者或老年人。结石由脱落的上皮细胞和变性白细胞凝固而成。患者一般无自觉症状,无须治疗。如结石突出于结膜表面引起异物感,导致角膜擦伤,可在表面麻醉下用异物针或尖刀剔除。

角 膜 疾 病

第一节 细菌性角膜炎

细菌性角膜炎是 20 世纪 60 年代最主要的感染性角膜疾病,70 年代以后病毒性角膜炎、真菌性角膜炎、棘阿米巴性角膜炎迅速增多,但细菌性角膜炎仍是当前发病率和致盲率最高的感染性角膜病。细菌性角膜炎的发展趋势是机会感染、混合感染及耐药菌感染不断增多,给该病的诊断和治疗带来一定困难,眼科医师必须给予高度警惕和重视。

随着时代的变迁,细菌性角膜炎的致病菌也发生了很大变化,文献统计当前最常见(占 70％左右)的致病细菌有 4 种,即革兰氏阳性球菌中的肺炎链球菌($Streptococcus\ pneumoniae$,S)和葡萄球菌($Staphylococcus$,S)革兰氏阴性杆菌中的铜绿假单胞菌($Pseudomonasaeruginosa$,P)和莫拉菌($Moraxella$,M)简称 SSPM 感染。此外,比较常见的致病菌还有链球菌、分枝杆菌、变形杆菌、黏质沙雷菌等,有增多倾向的致病细菌有厌氧性细菌、不发酵革兰氏阴性杆菌、放线菌等。

一、肺炎链球菌性角膜炎

肺炎链球菌性角膜炎是最常见的革兰氏阳性球菌所引起的急性化脓性角膜炎。具有典型革兰氏阳性球菌所特有的角膜体征,局限性椭圆形溃疡和前房积脓,故亦称匐行性角膜溃疡或前房积脓性角膜溃疡。

(一)病因

1.致病菌

肺炎链球菌,是革兰氏阳性双球菌,大小为 0.5～1.2 μm。

2.危险因素

(1)有角膜上皮外伤史,如树枝、谷穗、指甲、睫毛等擦伤,或有灰尘、泥土等异物病史。

(2)长期应用糖皮质激素。

(3)慢性泪囊炎和佩戴角膜接触镜也是引起本病的主要因素。

发病以夏、秋农忙季节为多见,农村患者多于城市。多发生于老年人,婴幼儿或儿童少见。

(二)临床表现

1.症状

起病急,表现为突然发生眼痛及刺激症状。角膜缘混合充血,球结膜水肿。

2.体征

(1)角膜损伤处(多位于中央)出现粟粒大小灰白色微隆起浸润灶,周围角膜混浊水肿。1～2天后,病灶扩大至数毫米,表面溃烂形成溃疡,向周围及深部发展。其进行缘(溃疡的浸润越过溃疡边缘)多潜行于基质中,呈穿凿状,向中央匐行性进展,另一侧比较整齐,炎症浸润较静止。

(2)有时浸润灶表面不发生溃疡,而向基质内形成致密的黄白色脓疡病灶。伴有放射状后弹力膜皱褶形成。

(3)当溃疡继续向深部发展,坏死组织不断脱落,可导致后弹力膜膨出或穿孔。一经穿孔,前房将失去原先的无菌性,造成眼内感染,最终导致眼球萎缩。

(4)严重的虹膜睫状体炎反应也是本病特征之一,由于细菌毒素不断渗入前房,刺激虹膜睫状体,可出现瞳孔缩小,角膜后沉着物、房水混浊及前房积脓。

(三)诊断

(1)发病前有角膜外伤、慢性泪囊炎或局部长期应用糖皮质激素病史。

(2)起病急,大多从角膜中央部出现浸润病灶。

(3)灰白色局限性溃疡呈椭圆形匐行性进展,很快向基质层发展,形成深部脓疡,甚至穿孔。

(4)常伴有前房积脓,病灶区后弹力层皱褶。

(5)病灶刮片发现有革兰氏染色阳性双球菌。结合角膜溃疡的典型体征,大体作出初步诊断。确诊仍需细菌培养证实有肺炎链球菌感染。

(四)治疗

(1)首选青霉素类抗生素(1%磺苄西林)、头孢菌素类(0.5%头孢噻肟)等滴眼液频繁滴眼。氨基糖苷类抗生素(0.3%庆大霉素)容易产生耐药性,治疗中必须加以注意。重症病例可加上结膜下注射或全身给药。

(2)如存在慢性泪囊炎,应及时给予清洁处置或摘除。

(3)药物治疗不能控制病情发展或角膜穿孔者,应施行治疗性角膜移植术。

二、葡萄球菌性角膜炎

葡萄球菌性角膜炎是最常见的革兰氏阳性细菌感染性角膜病,临床表现多样,分为金黄色葡萄球菌性角膜炎、表皮葡萄球菌性角膜炎、耐药金黄色葡萄球菌性角膜炎、耐药表皮葡萄球菌性角膜炎及葡萄球菌性边缘性角膜炎等。

(一)病因

1.致病菌

葡萄球菌广泛分布于自然界、空气、水、土壤以及人和动物的皮肤与外界相通的腔道中,菌体呈球形,直径为 $0.8\sim1\ \mu m$,细菌排列呈葡萄串状,革兰氏染色阳性。细菌无鞭毛,缺乏运动能力,不形成芽孢。根据色素、生化反应等不同,分为金黄色葡萄球菌和以表皮葡萄球菌为代表的凝固酶阴性葡萄球菌。前者可产生毒素及血浆凝固酶,故其毒力最强;后者毒性较小、不产生血浆凝固酶,一般不致病,但近年来已成为眼科感染的重要条件致病菌之一。

2.危险因素

同肺炎链球菌性角膜炎,一般有外伤或其他眼表病病史(如干眼症、单疱病毒性角膜炎等)。

(二)临床特征

1.金黄色葡萄球菌性角膜炎

(1)是一种急性化脓性角膜溃疡,临床上与肺炎链球菌所引起的匐行性角膜溃疡非常相似。

(2)具有革兰氏阳性球菌典型的局限性圆形灰白色溃疡,边缘清楚,偶尔周围有小的卫星灶形成,一般溃疡比较表浅,很少波及全角膜及伴有前房积脓。进展较肺炎球菌性角膜炎缓慢。

2.表皮葡萄球菌性角膜炎

(1)又称凝固酶阴性葡萄球菌性角膜炎,是一种医源性角膜感染病,多发生于眼局部免疫功能障碍的个体,如糖尿病、变应性皮肤炎、长期滴用糖皮质激素及眼科手术后的患者。

(2)发病缓慢,临床表现轻微,病变一般较局限,溃疡范围小而表浅,与金黄色葡萄球菌性角膜炎相比,前房反应较轻。很少引起严重角膜溃疡及穿孔。

3.耐甲氧西林金黄色葡萄球菌性角膜炎和表皮葡萄球菌性角膜炎

(1)近来由于广泛使用抗生素,耐甲氧西林金黄色葡萄球菌逐年增多,80%~90%的金黄色葡萄球菌可产生青霉素酶,使青霉素 G 水解失活。几乎对每一种抗生素均可产生耐药性,对磺胺类及氨苄西林耐药者占 95%~100%;对氯霉素占 64%~71.4%;对四环素占 36%~40%。

(2)MRSA 或 MRSE 角膜炎其临床表现与金黄色葡萄球菌所致的角膜炎相同,多为机会感染,常发生于免疫功能低下的患者,如早产儿或全身应用化疗后发生;眼部免疫功能低下者,如眼内手术(角膜移植术、白内障等)后、眼外伤、干眼症、佩戴角膜接触镜等。

4.葡萄球菌边缘性角膜炎又叫葡萄球菌边缘性角膜浸润

(1)多发生于葡萄球菌性眼睑结膜炎患者,是葡萄球菌外毒素引起的一种Ⅲ型变态反应(免疫复合物型)。

(2)中年女性较多见,时重时轻,反复发作,常伴有结膜充血及异物感。

(3)浸润病灶多位于边缘部 2、4、8、10 点处(即眼睑与角膜交叉处,该处免疫复合体容易沉积),呈灰白色孤立的圆形、串珠形或弧形浸润,位于上皮下及浅基质层。病灶与角膜缘之间有一透明区。反复发作后,周边部可有浅层血管翳长入浸润灶。很少引起角膜溃疡发生。

(三)治疗

1.葡萄球菌性角膜炎

一般采用头孢菌素类 0.5%头孢噻肟、青霉素类(1%磺苄西林),或氟喹诺酮类(0.3%氧氟沙星)眼液频繁滴眼。特别注意表皮葡萄球菌性角膜炎对于氨基糖苷类药物治疗效果较差。

2.MRSA 角膜炎或 MRSE 角膜炎

可采用米诺环素(二甲胺四环素)和头孢美唑(头孢甲氧氰唑)进行治疗。近来文献推荐的方法采用 5%万古霉素溶于以磷酸盐作缓冲液的人工泪液中频繁滴眼,或万古霉素 25 mg 结膜下注射,每天 1 次,同时每天两次口服,每次 1 g,对早期病例有较好疗效。

3.葡萄球菌边缘性角膜炎

主要采用激素 0.1%氟米龙和 1%磺苄西林或 0.3%氧氟沙星眼液交替滴眼,一般1周左右即可明显好转。重度患者除清洁眼睑缘外,还应联合结膜下注射或口服激素。

4.其他

药物治疗不能控制病情发展或病变迁延不愈、有穿孔倾向者,应早期施行治疗性角膜移植术。

三、铜绿假单胞菌性角膜炎

铜绿假单胞菌性角膜炎是一种极为严重的急性化脓性角膜炎,具有典型革兰氏阴性杆菌所引起的环形脓疡的体征,常在极短时间内累及整个角膜而导致毁灭性的破坏,后果极其严重。一经发生,必须立即抢救。

(一)病因

1.致病菌

(1)铜绿假单胞菌为革兰氏阴性杆菌,大小为$(0.5\sim1.0)\mu m \times (1.5\sim3.0)\mu m$的直或微弯杆菌,有产生色素的性能,引起蓝绿色脓性分泌物。该菌广泛存在于自然界的土壤和水中,亦可寄生于正常人皮肤和结膜囊,有时还可存在于污染的滴眼液中,如荧光素、丁卡因、阿托品、毛果芸香碱滴眼液等。有时甚至可在一般抗生素滴眼液(如磺胺)中存活。

(2)铜绿假单胞菌具有很强的致病性,主要致病物质是内毒素(菌细胞壁脂多糖)和外毒素(弹力性蛋白酶、碱性蛋白酶及外毒素 A)。实验证明,动物实验接种后,迅速在角膜繁殖,放出毒素和酶,并同时引起以中性粒细胞为主的浸润,导致角膜组织溶解及坏死。

2.危险因素

铜绿假单胞菌毒性很强,但侵袭力很弱,只有在角膜上皮损伤时才能侵犯角膜组织引起感染,最常见的发病危险因素如下。

(1)角膜异物剔除术后,或各种原因引起的角膜损伤(如角膜炎、角膜软化、角膜化学烧伤及热烧伤、暴露性角膜炎等)。

(2)佩戴角膜接触镜时间过长,或使用被铜绿假单胞菌污染的清洁液或消毒液。

(3)使用被污染的眼药水和手术器械。

(二)临床表现

(1)症状:发病急,病情发展快,潜伏期短(6～24 小时)。患者感觉眼部剧烈疼痛、畏光流泪,视力急剧减退,检查可见眼睑红肿,球结膜混合性充血、水肿。

(2)起病急、来势猛,溃疡发生快。

(3)典型的环形浸润或环形溃疡形态及前房积脓。

(4)大量的黄绿色黏脓性分泌物。

(5)涂片检查发现有革兰氏阴性杆菌,培养证实为铜绿假单胞菌。

(三)治疗

(1)局部首选氨基糖苷类抗生素(如庆大霉素、妥布霉素、阿米卡星)或氟喹诺酮类抗菌药(氧氟沙星、环丙沙星)频繁滴眼,也可采用第三代头孢菌类抗生素(头孢噻肟、头孢磺啶、头孢哌酮)频滴或交替滴眼。白天每 30～60 分钟 1 次滴眼,晚上改用氧氟沙星眼膏或磺苄西林眼膏每 3～4 小时 1 次涂眼。

(2)重症患者可采用结膜下注射或全身用药。待获得药敏试验的结果后,应及时修正使用敏感的抗生素或抗菌药进行治疗。

(3)激素的应用:在大量有效抗生素控制炎症的情况下,适当应用激素可以减轻炎症反应和瘢痕形成。口服泼尼松 10 mg,每天 3 次或地塞米松 15 mg 加入抗生素及葡萄糖中静脉点滴。但溃疡未愈合,荧光素染色阳性时局部忌用激素治疗。

(4)其他治疗:用 1% 阿托品散瞳,用胶原酶抑制剂和大量维生素对症治疗。病情重者在药物治疗24～48 小时后,有条件则彻底清除病灶进行板层角膜移植。术后每天结膜下注射敏感抗生素可缩短疗程,挽救眼球。后遗角膜白斑者,则作穿透性角膜移植。

第二节　病毒性角膜炎

一、单纯疱疹病毒性角膜炎

单纯疱疹病毒(herpes simplex virus,HSV)感染引起的角膜炎症称为单纯疱疹病毒性角膜炎(HSK)。它是由病毒感染、免疫与炎症反应参与、损伤角膜及眼表组织结构的复杂性眼病,也是当今世界上危害严重的感染性眼病之一,发病率占角膜病的首位,美国约有 50 万患者。此病的特点是多类型、易复发、发病与被感染的 HSV 株以及机体的免疫状态有关。由于抗生素和激素的广泛应用,其发病率有上升趋势。往往因反复发作而严重危害视功能,临床尚无有效控制复发的药物,因而成为一种世界性的重要致盲原因。

(一)病原学

HSV 分为两个血清型——Ⅰ型和Ⅱ型。Ⅰ型的感染部位是头颈部,大多数眼部疱疹感染是由此型病毒引起;Ⅱ型的感染部位是生殖器,偶或也引起眼部感染。近年的研究发现 HSV-Ⅰ型也可感染腰部以下部位,而 HSV-Ⅱ型也可感染腰部以上部位。人是 HSV 唯一的自然宿主。单疱病毒对人的传染性很强,人群中的绝大多数均被它感染过,血清抗体阳性率约为 90%,用分子生物学方法在 75%～94% 的人三叉神经节可发现病毒的潜伏。Ⅰ型的常见传播途径是带毒成人亲吻子女或与子女密切接触,青少年或成人间的接吻,偶可因性交而致生殖器感染。Ⅱ型则以性接触为主,同样也可因性交而致眼部感染,新生儿可经产道感染。新生儿的Ⅱ型感染除累及眼部,也可波及皮肤、血液、内脏和中枢神经系统,并可致命。两型病毒感染的潜伏期相似,为 2～12 天,通常为 3～9 天。

(二)发病机制

原发感染是指病毒第一次侵犯人体,仅见于对本病无免疫力的儿童,多为 6 个月至 5 岁的小儿。在此之后,病毒终身潜伏在三叉神经节的感觉神经元内,在一些非特异刺激(感冒、发热、疟疾、感情刺激、月经、日晒、应用激素、退翳治疗及外伤等)下诱发。

近年的研究发现,当角膜病变静止后,HSV 既可潜伏在三叉神经节的感觉神经元内,也可潜伏在角膜内,角膜是 HSV 的另一潜伏地。HSK 复发的详细机制尚不清楚,复发时,HSV 可能来源于潜伏在神经节细胞内的病毒再活化,通过轴浆运输到达角膜,或潜伏在角膜内的病毒再活化。

HSK 的发生复发以及疾病在临床的表现类型主要与感染机体的 HSV 株有关,同时与机体的免疫状态也有一定的关系,因而 HSK 的复发常与机体的免疫功能状态发生变化有关。

浅层型的发病是 HSV 直接感染角膜上皮细胞,在细胞内增殖导致细胞变性坏死,脱落形成上皮缺损,形成典型的树枝状角膜炎,如进一步扩大加深,则可形成地图状角膜炎。

深层型的发病并非病毒的持续增殖,而主要是一种宿主对单疱病毒抗原的免疫反应,以细胞免疫为主的迟发性超敏反应。HSV 由上皮或内皮进入角膜实质后,炎症细胞、抗原抗体复合物或角膜实质内不断复制的病毒,致胶原板层溶解,产生不同类型的深层炎症,主要有免疫型和基质坏死性角膜炎。

(三)分类

HSK 目前仍无统一的分类方法,在不同的专著及文献其分类的方法不同,而且对同一病变的名称也不同。根据角膜的解剖及发病的病理生理分类对疾病的诊断及治疗均有较大的帮助,这种分类方法将 HSK 分为:①感染上皮性角膜炎,此型包括点状泡状角膜病变、树枝状角膜炎、地图状角膜炎及边缘性角膜炎。②神经营养性角膜炎,此型包括点状上皮糜烂及神经营养性溃疡。③角膜基质炎,此型包括坏死性或免疫性角膜基质炎。④角膜内皮炎,此型包括盘状、弥散或线状角膜内皮炎。根据机体的免疫状态及病毒的毒力,将 HSK 可分为角膜上皮型、溃疡型、免疫反应型及变应型。

(四)临床表现

1.原发感染

HSK 的原发感染主要表现为角膜上皮型,常有全身发热和耳前淋巴结肿痛,眼部主要表现为滤泡性或假膜性结膜炎,眼睑皮肤的水疱或脓疱,点状或树枝状角膜炎,其特点为树枝短、出现晚、存在时间短(1～3 天),偶也可导致盘状角膜炎。

2.复发感染

根据炎症的部位可分为浅层型和深层型。浅层型包括点状、树枝状、地图状及边缘性角膜炎;深层型包括角膜基质炎及角膜内皮炎。复发感染的特点是不侵犯全身,无全身症状。

(1)点状、树枝状和地图状角膜炎:在诱因之后的数天内,眼部出现刺激症状,根据病变的部位可影响视力或对视力影响较少。角膜上皮层出现灰白色、近乎透明、稍隆起的针尖样小疱,可表现为点状或排列成行或聚集成簇,是为角膜疱疹。此期为时甚短,一般仅数小时至十数小时,因此常被忽略,有些患者在就诊时已改变。有时误诊为"结膜炎"。如及时发现和处理,痊愈后几乎不留痕迹。排列成行的疱疹,不久即扩大融合,中央上皮脱落,形成条状溃疡,并向长度伸展,伸出分枝,末端有分叉,形成典型的树枝状溃疡。在溃疡的边缘,水肿的角膜上皮细胞有活的病毒存在。炎症继续发展,亦可形成边缘蜿蜒迂曲的地图样或星芒状溃疡。有时溃疡可有多个,排列成岛屿状。但不论形态如何,一般只作面的扩展,位于浅层。荧光素染色下,可清楚看到角膜溃疡上皮缺损处染成深绿色,而周围则被淡绿色渗透边缘所包围,说明这部分的上皮存在水肿、疏松现象,是为本病的特征。角膜感觉减退是疱疹性角膜炎的一个典型体征。感觉减退的分布取决于角膜病损的范围、病程和严重程度。病变部的角膜感觉常减低或消失,但其周围角膜的敏感性却相对增加,故主觉上有显著疼痛、摩擦感和流泪等刺激症状。多数浅层溃疡病例经积极治疗后,可在1～2周内愈合,但浅层实质的浸润需历时数周至数月才能吸收,留下极薄的云翳,一般影响视力较小。

树枝状或地图状溃疡愈合后,有时可见不透明的上皮细胞呈线条样或分枝峰状堆积,这种假树枝是在愈合过程中,更多的上皮愈合被先后从不同方向向病损区伸延并最终汇合的结果,此处的角膜上皮轻度隆起,但荧光素染色一般为阴性。随着时间推移,假树枝可变光滑并消失。不要误认为感染而继续应用抗病毒药物,因为药物的毒性可使之加重。事实上,长期抗病毒药物的应用本身就可产生假树枝和角膜炎。

少数未经控制的病例,病变可继续向深部发展,导致角膜实质层发生混浊。混浊主要是角膜实质的水肿和浸润,一般从溃疡底部开始,逐渐向深部蔓延,直至后弹力层。其色灰白,半透明,有时略带灰黄色调。由于水肿和细胞浸润,角膜可明显增厚。后弹力层及内皮层亦出现肿胀粗糙或条状皱纹。常伴有虹膜炎反应,由于角膜混浊、房水混浊和KP,常不能得到满意的观察,少数病例尚伴有前房积脓,此时瞳孔必须充分散大,防止后粘连。溃疡波及深部的病例,经积极治疗,溃疡愈合需2～4周时间,实质水肿及浸润的吸收,可长达数月。角膜长期处于炎症状态,可逐渐变薄,甚至溃疡穿孔。在溃疡阶段,极少数病例尚可继发细菌或真菌感染,应该引起注意。

由HSV感染引起的边缘上皮性角膜炎的溃疡灶与树枝状角膜溃疡相似,只是病灶位于角膜边缘,表现为相应处角膜缘充血,角膜基质浸润,并可有新生血管形成。患者的症状较重且对治疗的反应不理想。

(2)神经营养性角膜炎:神经营养性角膜炎可能由感染病毒或免疫反应引起,此种类型患者常伴有角膜的神经功能障碍或泪膜不正常,一般不是病毒感染的活动期,有些患者表现为无菌性溃疡。病灶可局限于角膜上皮表面及基质浅层,也可向基质深层发展,溃疡一般呈圆形、光滑的卷边,长时间变化不大。处理不正确可能会引起角膜穿孔。它的形成是多因素的,包括基膜损伤,基质内活动性炎症,泪液功能紊乱及神经营养的影响。抗病毒药物的毒性作用常是此种溃疡持续存在的原因。无菌性溃疡难以愈合,它的治疗首先是保护角膜上皮,最简单的方法是包扎患眼(或用治疗性软镜),停用所有药物,包括含有毒性防腐剂的各种人工泪液。必要时需要手术治疗。

(3)角膜基质炎:角膜基质炎虽然只占HSK初发病例的2%,但占复发病例的 20%~48%。角膜基质可被多种因素影响,角膜上皮及内皮的病毒感染均会影响到角膜基质,引起角膜基质的水肿,对角膜上皮及内皮引起的角膜基质改变,其治疗主要是针对角膜上皮及内皮。角膜基质炎在临床的表现主要有两种类型,一种是由于病毒的直接感染引起的基质坏死性角膜炎,另一种主要为基质内的免疫反应(有些患者可能合并病毒的作用)引起的免疫性角膜基质炎。

基质坏死性角膜炎常见于那些多次复发的树枝状角膜炎,正在局部应用皮质类固醇治疗的盘状角膜炎,角膜表现为严重的基质炎症,伴有炎性细胞浸润、坏死、新生血管、瘢痕、偶尔变薄和穿孔。同时发生虹睫炎,偶尔有继发性青光眼。它的自然病程是 2~12 个月,病情重,目前尚无有效治疗方案,预后极差。

免疫性角膜基质炎的临床表现多种多样,主要表现为角膜基质的浸润及水肿,一般角膜上皮完整,可伴有免疫环,免疫环是抗原抗体复合物的沉积,对于反复复发病例会出现新生血管,由于一些病例的角膜基质病变表现为圆盘形,所以许多学者将此型称为盘状角膜炎。根据其病理生理机制,盘状角膜炎主要是由于角膜内皮的病变导致的角膜基质水肿,因此我们现将其放在角膜内皮炎中叙述。

(4)角膜内皮炎:角膜内皮炎主要表现为视力下降、畏光、疼痛,检查可见结膜充血、角膜后 KP、角膜基质及上皮水肿及虹膜炎,角膜内皮炎患者一般不伴有角膜基质的浸润,这是与角膜基质炎相鉴别的重要体征,同时此类患者也很少有角膜新生血管形成,只有病程长,反复发作的患者才会出现角膜的新生血管。根据角膜后 KP 的分布及角膜基质、上皮水肿的形态可将角膜内皮炎分为盘状、弥散形及线形 3 种类型。

盘状角膜炎:盘状角膜炎绝大多数是由 HSV 的直接侵犯和局部的免疫反应所引起,也可见于带状疱疹、水痘、牛痘、流行性腮腺炎或化学损伤性角膜炎。患者大多以往有过复发的病史,初次发作者较少。充血及刺激一般较溃疡型轻,甚至可以毫无症状。患者就诊时常主诉视力模糊,眼部略有发胀感。

盘状角膜炎是位于角膜中央或近中央处的圆形水肿,直径为 5~8 mm,通常以 6~7 mm 者居多。灰白色,略带半透明,中央部位较淡,而边缘处较浓密,犹如"钱币"状。偶尔也可见到免疫环,是由中性粒细胞环绕盘状水肿的边缘形成。裂隙灯下检查,水肿在角膜实质深层为主,角膜增厚可达角膜厚度的 1/4 乃至一倍以上,伴有后弹力层皱纹及内皮粗糙增厚现象。大小不等的 KP 黏附于角膜内皮,少数病例尚有房水混浊或前房积脓。角膜上皮一般正常,荧光素不着色。但有些炎症严重的病例,角膜上皮呈现毛玻璃样水肿,滴荧光素后,在裂隙灯下检查,呈现细点状着色。除盘状混浊外,也可表面为地图形、弥漫性、局限性、环形、马蹄形等。形状虽有不同,但病理改变基本一致。

盘状角膜炎病程较长,通常为 2～6 个月。在炎症阶段,视力高度减退,但通过合理的使用抗病毒类药物与激素类药物,水肿大部分可以吸收,留下较淡的瘢痕,多数病例仍能保持有效视力。另一种情况是,在盘状角膜混浊的基础上,角膜表面可以出现树枝状或地图状溃疡,与深部炎症同时存在。有时,尚可并发单疱性葡萄膜炎,出现继发性青光眼,长期炎症的存在,又可促使新生血管长入。

弥散形及线形角膜炎的临床表现与盘状角膜炎基本相同,只是角膜后 KP 呈弥散分布或呈线形分布。

总之,HSK 的危害性在于炎症的反复发作和长期不愈。造成角膜细胞的严重破坏,最后为瘢痕组织所替代。大量的新生血管也是影响视力的主要因素。不恰当的使用激素,亦是促使病情恶化的另一原因。至于葡萄膜炎、继发性青光眼和继发细菌或真菌感染等情况,它们的严重性更是不言而喻的。

(五)诊断

目前 HSK 的诊断多依靠病史和角膜病变的形态做临床诊断,反复发作史是重要的诊断依据。实验室诊断不是必需的临床诊断条件,常用的实验室诊断技术如下。

1.血清学检查

常用中和试验、补体结合试验。对原发感染可作肯定诊断,但不适用于复发感染。

2.免疫组织化学检查

使用 HSV-I 的单克隆抗体诊断药盒,进行包括免疫荧光染色和酶免疫测定,能在少于 4 小时内对上皮刮片作病原学快速诊断,结果极为可靠。

3.病毒分离

病毒分离是本病最可靠的病因诊断,常用方法有泪液拭子或角膜病变组织刮片,进行兔肾细胞(RK)培养,进行病毒分离。

4.电镜技术

寻找病毒颗粒。

5.核酸杂交技术

如 PCR 技术,敏感度较高,但有假阳性结果。

6.其他

尚有免疫功能状态和荧光素通透系数等检查。

(六)治疗

不同的病变阶段,采用不同的治疗方法。在角膜疱疹或浅层炎症早期阶段,应迅速控制炎症。

1.药物

(1)抗病毒药物:目前对 HSK 的治疗主要还是以抗病毒药物为主。

碘苷:又名疱疹净(IDU)。仅抑制 DNA 病毒,对 RNA 病毒无作用。1962 年首先应用于临床,只对浅层病变有效。该药毒性大、渗透性差,易产生耐药性,主要适用于初次发作病例。近年来新的抗病毒药物出现,使此药的应用减小。对多次复发病例,选用效果更好的药物为宜。

氟苷:又名三氟胸腺嘧啶核苷(F3T),抗病毒作用比阿糖胞苷及碘苷强,可用于治疗浅层及深层 HSK,眼内通透性好,全身应用毒性较大,仅局部应用,1%氟苷局部应用可引起角膜上皮病变。

阿糖胞苷:主要抑制 DNA 病毒,对 RNA 病毒作用不大。治疗 HSK 有一定效果,但对正常细胞毒性大,故常用它的衍生物环胞苷(CC),眼药水为 0.1% 及0.05%,眼药膏 0.1%。

阿昔洛韦(ACV):为比较有效的选择性抗病毒药物,特别是对于疱疹病毒,有明显的抑制作用。1979 年起应用于临床,国内外文献报道,不但疗效好,且不良反应小。常用剂型为 3% 眼药膏和 0.1% ACV 眼药水。口服 ACV 是近年来研究较多的一种治疗方法,此方法不仅具有治疗 HSK 的作用,同时具有预防HSK 复发的作用,一些学者在 HSK 患者行角膜移植手术后采用口服 ACV 一年以预防 HSK 的复发。此外对于基质型 HSK,长时间口服 ACV 也能预防其复发。

更昔洛韦(GCV):对 HSV 的抑制作用与 ACV 相当,对于 HSK 具有较好的疗效,且对多种抗 HSV 药物产生耐药性病例也有治疗效果。眼药水的浓度是0.1%~3%。

利巴韦林:又名病毒唑,为广谱抗病毒药,疗效较好,且对正常细胞毒性颇低。眼药水为0.1% 及 0.5%,眼药膏 0.5%。

其他抗病毒药物:如阿糖腺苷(Ara-A)等,对治疗 HSK 也有一定效果,但临床尚需要观察。至于吗啉胍(ABOB),多数眼科医师认为疗效不佳。

(2)激素:因它有抑制角膜免疫反应和抗炎作用,常用于 HSK 的治疗,但应掌握如下原则。

感染上皮性角膜炎:此型包括点状疱状角膜病变、树枝状角膜炎、地图状角膜炎、边缘性角膜炎及神经营养性角膜炎禁用激素,因其能激活病毒和胶原酶活性,促进病毒繁殖,使病变向深层发展。它还能抑制上皮再生,甚至造成溃疡穿孔。

坏死性或免疫性角膜基质炎:对于坏死性角膜基质炎应根据情况选择是否应用激素,如伴有免疫反应患者可应用激素,但以病毒感染引起者不应使用激素,如对此类患者使用激素可能会引起病情恶化。对于因免疫反应而导致的免疫性角膜基质炎患者,局部应用激素有治疗的意义。角膜内皮炎包括盘状、弥散或线状角膜内皮炎,此种类型 HSK 与免疫功能异常明确相关,可应用激素。但应用激素时应同时应用抗病毒药物。应用激素次数应根据病情的严重程度而确定,在发病的早期,抗病毒药及激素局部应用为每天4～5次,当病情控制后,通常 7～10 天,将抗病毒药及激素用药的次数改为每天 3 次,用 1 周后改为 2 次,再 1 周后改为 1～2 次维持约 3 个月。应用激素期间,最好 1～2 天用荧光素着色 1 次,如有溃疡出现,立即停用,按溃疡处理。当炎症完全消退后,抗病毒药物和激素的次数需逐步减少,最后完全停用。

过量的使用抗病毒药,不但无助于预防炎症的复发,而且会产生耐药性,影响复发时用药的疗效,同时抗病毒药物还会对眼表产生毒性;过量的使用激素也会导致眼表上皮细胞的毒性,有时会出现浅层 HSK。局部应用的激素有 1% 地塞米松眼药水、眼药膏,均可每天 2～4 次。

(3)免疫调节剂:利用它试图调节机体的免疫功能或增强抵抗力,可用于治疗 HSK。常用药物有左旋咪唑、干扰素、转移因子等。

2.手术

对于 HSK 的手术治疗主要分为 2 种情况,一是药物治疗效果不明显、长时间不愈合或患者出现角膜明显变薄或穿孔,要进行治疗性角膜移植手术或用相应的手术方法促进愈合;二是角膜炎症已完全愈合,遗留角膜斑痕影响视力,应进行光学性角膜移植手术恢复视力。

在第一种情况下,可根据患者的病情及当地的医疗条件选择。①病灶清创术:其原理是通过物理或化学的方法来清除感染细胞和病毒。目前常采用的是机械清创,但注意尽量不要损伤 Bowman 膜,以减少瘢痕形成。化学清创目前已不提倡应用,因为它会损伤角膜基质,增加瘢痕组织,以及延缓上皮愈合和导致内皮变性。清创后,一般对患眼行加压包扎,这有利促进上皮愈合和减轻症状;此外,包扎升高了眼球表面温度,还能抑制病毒繁殖。②结膜瓣遮盖术:主要适用于患者长时间不愈合且溃疡灶位于光学区以外的患者,可很快使病情稳定。

③羊膜覆盖手术:适用于病灶位于角膜中央及旁中央的长时间不愈合患者,羊膜覆盖手术能促进此类患者尽快愈合,但对于伴有细菌或真菌感染者不能用此方法。④治疗性角膜移植手术:当角膜已穿孔或将要穿孔时,应选用治疗性角膜移植手术,一般采用穿透性角膜移植,板层角膜移植只适合于周边极小穿孔患者。

对于第二种情况,采用光学性角膜移植手术恢复患者的视力,一般采用穿透性角膜移植,因为板层角膜移植不能完全清除角膜中的病毒。手术的时机一般在 HSK 病情稳定后进行,以炎症消退后 3 个月或以上较为稳妥。

无论是第一种情况还是第二种情况下进行手术,在手术前后均应全身应用抗病毒药物,如口服 ACV,以减小炎症及预防 HSK 复发。

二、带状疱疹性角膜炎

眼部带状疱疹可合并眼睑炎、结膜炎、角膜炎、巩膜炎、葡萄膜炎、视网膜病变(急性视网膜坏死)、视神经炎、眼肌麻痹等。其中 60% 可发生带状疱疹性角膜炎。

(一)病因

(1)本病是由水痘-带状疱疹病毒(VZV)复发感染所致、病毒潜伏于三叉神经节中。当机体细胞免疫功能下降或在其他外界刺激诱导下,病毒即被激活、繁殖而发病。

(2)发病机制是下列某一种因素或共同作用的结果。①病毒对角膜的直接侵犯;②宿主对完整病毒或病毒抗原在角膜内发生炎性反应;③机体对改变了的自身组织发生自体免疫反应;④由于角膜知觉减退,眼睑异常及角膜表面泪液膜改变,发生继发性改变。和 HSV 性角膜病变不同的是,VZV 性角膜炎未能做出满意的动物模型、妨碍了对其进行进一步的深入研究。

(二)临床表现

1.全身表现

带状疱疹的前驱症状包括全身不适、发热、寒战及沿神经皮肤分布区疼痛,皮肤发生线状排列的小水泡;伴发神经痛,丛麻、刺感到极度持续疼痛。皮疹延续数月,神经痛可延续数年。带状疱疹与 HSV 不同,侵犯真皮,水泡治愈后残留永久性瘢痕。

2.角膜表现

眼带状疱疹中,大约有 60% 可引起角膜病变,VZV 对三叉神经第一支极易侵犯,角膜炎的发生多在皮疹出现以后发生,尤其是鼻尖或鼻翼出现带状疱疹,为鼻睫状支神经受侵犯的征兆,随后必发生角膜炎与虹膜炎。其角膜炎的表现多种多样,主要有以下几种类型。

(1)表层粗点状角膜炎:是带状疱疹性角膜炎的最早期表现,皮疹出现后数天内发生。角膜表面呈现粗大的、略高出角膜表面的混浊点,多发生于角膜周边部,表面常附有黏性分泌物,对荧光素呈现不规则着色,虎红染色更为明显,脱落后不形成溃疡。这些不规则的混浊点是混浊的上皮细胞聚集而成,可能是病毒侵犯的结果,也可能是病毒在上皮细胞内繁殖的结果。有的病例可在其细胞核内查到病毒包涵体。

(2)上皮下浸润及钱币状角膜炎:表层点状角膜炎可在几天之内自行消退,有的很快互相结合形成上皮下浸润,并进一步形成钱状角膜炎。后者被认为是带状疱疹性角膜炎的典型病变。

(3)假树枝状角膜炎:伴随于眼带状疱疹出现的树枝状角膜炎,因其形态和HSV性树枝状角膜炎极为相似,其主要区别是:角膜病变轻微,略高起于角膜表面,轻、中度荧光素染色,而不像HSK呈沟状凹陷,染色明显;其树枝状病变的末端不像HSK那样有球形膨大。故称为假树枝状角膜炎而加以区别。

(4)黏斑性角膜炎:是一种慢性角膜炎的特殊类型,大约5%的带状疱疹患者会出现此种角膜病变。发病时间差异很大,从出疹后7天至3年均可出现,但多数在2~7个月之间出现。其典型改变的角膜表面由微隆起的黏液物质构成的斑点状病灶,有时可出现线状或树枝状病变,边缘清楚,通常是多发性的,可出现于角膜表面的任何部位,其大小和形状每天都可改变。乙酰半胱氨酸可将其溶解。荧光素呈中等着色,虎红染色鲜艳。发病机制不很清楚,可能与泪液膜异常、角膜感觉神经麻痹及眼睑闭合不全等因素有关。

(5)神经麻痹性角膜炎:在剧烈的三叉神经痛的同时,角膜感觉全部消失,病愈后可延续数月至一年之久,甚至长期不恢复。长期感觉障碍大约有9%的患者可引起神经营养性角膜炎的发生。严重者可导致角膜溃疡、继发细菌感染,出现角膜脓疡或前房积脓。

(6)盘状角膜基质炎:数月后上皮下浸润可向基质深部发展,形成富于新生血管的角膜基质炎或盘状角膜基质炎。裂隙灯显微镜检查角膜后弹力膜皱褶,光切面浸润水肿增厚,混浊区角膜后壁常留有类脂质沉积物,经久不吸收,可能是角膜基质细胞的异常代谢产物,此点可与HSK及牛痘病毒所引起的盘状角膜基质炎相鉴别。有时还可出现角膜葡萄膜炎或角膜内皮炎(用镜面反射法检查,可以发现角膜内皮有滴状的改变)。

(三)诊断

1.临床诊断

出现皮肤、眼部和角膜的特有体征时,一般不难诊断。体征不典型、皮疹较少的病例,常误诊为 HSK。作者认为当出现角膜炎或其他眼部体征,同时具备下列各特征时,应怀疑 VZV 所致。

(1)既往有单侧颜面部皮疹病史。

(2)该区皮肤残留瘢痕或茶褐色沉淀物。

(3)虹膜萎缩。

(4)前房角色素沉着(较其他葡萄膜炎色素浓厚)。

2.实验室诊断

(1)急性期取结膜及角膜上皮刮片查巨噬细胞及核内嗜酸性包涵体,但不能和 HSV 相区别。

(2)必要时从结膜囊内和取水泡内液体作病毒分离。兔角膜接种不致病,此点可与 HSV 相鉴别。

(3)血清中和抗体的测定:病后 4 天可测出,2 周达高峰,一年后降至不能检测的水平。

(4)荧光抗体染色技术:取病变角膜上皮刮片,直接用荧光抗体染色检查,可证明被感染的细胞内有病毒感染。由于标记荧光抗体有特异性,故可与 HSV 相区别。

(四)治疗

1.表层点状角膜炎和树枝状角膜炎

抗病毒药物 ACV(0.1%眼药水和 3%眼药膏)、(GCV、0.1%~3%眼药水)频繁滴眼,但疗效尚不能肯定。对伴有较重结膜炎的患者,可并用激素滴眼。此外,还应滴抗菌药眼膏,以防混合感染。

2.盘状角膜基质炎

主要应用激素(0.1%地塞米松、0.1%氟米龙)滴眼或结膜下注射。滴眼以能控制症状的最低浓度、最少滴眼次数为原则。

3.角膜葡萄膜炎或虹膜睫状体炎

除阿托品散瞳及糖皮质激素外,还应口服吲哚美辛(消炎痛)等非甾体抗炎药,长期局部和全身应用激素,可抑制免疫反应,促使病情恶化或病毒扩散,故必须慎用。

4.神经麻痹性角膜溃疡

停止使用抗病毒药物和激素眼药水,各种抗菌药眼药水中因含有防腐剂也应禁止使用。局部滴用不含防腐剂的人工泪液或上皮生长因子(EGF、bFGF)等,纱布绷带包扎、佩戴软性角膜接触镜或暂时睑缘缝合均有一定效果。

5.黏斑性角膜炎

局部应用激素药物可控制其进一步引起虹膜炎及角膜基质炎,同时应用胶原酶抑制剂滴眼(10%乙酰半胱氨酸)可融解黏斑,必要时局部滴用人工泪液或行睑缘临时缝合术。

第三节　真菌性角膜炎

真菌性角膜炎是严重的致盲眼病,由于发病率高又多与植物外伤有关,所以在我国这个农业大国里,农民患病率占首位。统计资料表明,真菌性角膜炎行穿透性角膜移植治疗者中,农民占85.2%。由于临床上缺乏有效的抗真菌药物,因此,患者的病程长,角膜感染严重,有的甚至合并穿孔。近年来,角膜真菌感染有增加趋势,1997年前在北方进行的穿透性角膜移植术中,HSK占首位,为40.5%,真菌性角膜炎占33.2%;而1999年,真菌性角膜炎行穿透性角膜移植术占45%,而HSK占15%。

一、致病菌

真菌性角膜炎的主要致病真菌,国外报告主要是白色念珠菌、曲霉和其他丝状菌,而国内对真菌性角膜炎培养和菌种鉴定结果,主要是镰刀菌占70%,曲霉占10%,白色念珠菌占5%,其他占15%。真菌感染角膜有3种途径。①外源性:常有植物、泥土外伤史;②眼附属器的感染蔓延;③内源性:身体其他部位深部真菌感染,血行扩散。大多数学者认为真菌是一种条件致病菌,因为正常结膜囊内培养出真菌,检查阳性率高达27%,但不发病,只有长期使用抗生素,致结膜囊内菌群失调或长期应用激素,使局部免疫力低下,角膜的外伤等情况下,才引起真菌性角膜炎。

根据真菌性角膜炎的临床表现结合相应的病理学改变,目前可以把真菌性角膜炎大体上分为两种形式:①水平生长型,真菌为表层地毯式生长,对抗真菌药物效果好,刮片阳性率高,是板层角膜移植的适应证。②垂直和斜行生长型,为临床较严重的真菌感染,有特异的真菌感染伪足、卫星灶等,抗真菌药物往往无效,板层移植为禁忌,PKP 时要尽可能切除病灶外 0.5 mm 范围以上,才能有把握控制炎症。

二、发病机制

目前对真菌在角膜内感染的发病机制缺乏系统深入的研究,零星的研究表明真菌本身的毒力即侵袭力和机体防御异常是真菌感染发生的两大因素。目前认为真菌的黏附,特别与宿主上皮的黏附是真菌感染角膜的第一步,最近的研究结果表明,不同感染中真菌对角膜上皮有不同的黏附力。一些研究还发现真菌在感染宿主的过程中,通过分泌一些特异性酶降解破坏宿主细胞膜,达到侵袭和扩散的目的。病原性真菌分泌的酶类目前研究较多的有磷酸酯酶和降解肽类的金属蛋白酶。对几种常见致病真菌的蛋白酶进行研究,发现不同真菌在感染的不同时期分泌蛋白酶的量是不一样的。

三、临床表现

相对细菌感染性角膜炎,真菌性角膜炎发病和进展缓慢。早期描述其临床性时,多表现为角膜上相对静止的病灶,但目前临床上滥用抗生素、抗病毒及糖皮质激素类药物后,典型病程的真菌性角膜炎已少见,而临床常见到的真菌性角膜炎的浸润、溃疡发展已较快,有的 1 周内可感染到全角膜,所以不能以病程作为一个主要临床指标来判断是否为真菌感染。

真菌性角膜炎典型的角膜病变如下。①菌丝苔被:表现为角膜感染病灶呈灰白色轻度隆起,外观干燥,无光泽,有的为羊脂状,与下方炎症组织粘连紧密。②伪足:在感染角膜病灶周围有伪足,像树枝状浸润。③卫星灶:为角膜大感染灶周围,出现与病灶之间没有联系的小的圆形感染灶。④免疫环,常表现为感染灶周围的环形浸润,此环与感染灶之间有一模糊的透明带。⑤内皮斑,约50%患者可见到角膜内皮面有圆形块状斑,常见于病灶下方或周围。⑥前房积脓,是判断角膜感染深度的一个重要指标,有前房积脓时说明感染已达角膜基质层,有的甚至是部分菌丝已穿透后弹力层。前房的脓液在角膜穿孔前,只有15%～30%脓中有菌丝,大部分为反应性积脓,当出现角膜穿孔,前房脓液中高达90%有真菌菌丝存在。

根据对不同感染真菌性动物模型的研究,不同感染真菌在角膜的感染方式不同,也存在不同的临床表现,如白色念珠菌性角膜炎早期显示浅层角膜病变,轻度隆起,病情发展缓慢,病变区灰白色,可见伪足和卫星灶,病变周围有明显的细胞浸润。茄病镰刀菌性角膜炎显示毛玻璃样增厚,呈现表面隆起的干燥的灰白色病灶,病灶周围浸润不明显。曲霉性角膜炎,角膜病灶显示徽章样改变,周边病变浓密而中央稍淡,病情发展迅速,3 天时即出现前房积脓。

四、诊断

(一)病史

角膜常伴有植物、泥土等外伤史,眼及全身长期应用激素及广谱抗生素史。

(二)典型的临床表现

主要是眼部的典型体征。

(三)实验室检查

1.刮片染色法

(1)10％～20％氢氧化钾湿片法。

(2)Gram 染色:①刮片方法同上;②染液和染色方法同细菌学检查。

2.组织病理检查

(1)角膜活检组织或行角膜移植取下的组织片。

(2)过碘酸-雪夫(PAS)染色,光学显微镜下见丝状菌,类酵母染为红色。

3.真菌培养和鉴定

(1)常用培养基:沙氏培养基、土豆葡萄糖培养基、巧克力琼脂平板培养基。

(2)培养温度:22～28 ℃,湿度 40％～50％。

(3)pH:4.0～6.0。

(4)时间:20 天至 1 个月。

结果分析:依据真菌生长速度,菌落外观、菌丝、孢子或菌细胞形态特征等进行鉴别。

4.共聚焦显微镜检查

共聚焦显微镜是一种新型、无创伤性检查设备,它可以在活体上对角膜行三维水平扫描,并提供高清晰和放大倍率的角膜各层面图像。从细胞水平上对活体角膜的病理生理进行直接观察。对真菌性角膜炎的诊断研究结果显示,可达到 96％的阳性率,并能对真菌性角膜炎抗真菌药物治疗的效果进行监控,对真菌性角膜炎的诊断和研究的很有帮助。

五、治疗

(一)药物治疗

1.两性霉素 B

两性霉素 B 是从链丝菌培养液中分离得到的多烯类抗真菌药物,体外实验证实多烯类是目前抗真菌(丝状菌、酵母)活性最高的药物。多烯类药物与真菌细胞膜中的麦角固醇结合,使细胞膜通透性和电解质平衡改变,导致真菌停止生长。由于哺乳动物细胞(如红细胞、肾小管上皮细胞等)的细胞膜含固醇,故全身应用时可导致溶血和肾脏等器官的毒性反应。

两性霉素 B 在临床上应用已久,静脉注射后血中的两性霉 90％以上与血浆蛋白结合,因此不能透过血-房水屏障,且全身应用毒副作用大,眼用制剂在角膜内穿透性差,对深部角膜感染合并前房积脓者效果不佳。常用两性霉素 B 滴眼,感染严重时,每小时 1 次,晚上用两性霉素 B 眼膏。

2.新型三唑类

三唑类药物通过与细胞内的细胞色素 P_{450} 结合,抑制真菌细胞膜上麦角固醇的生物合成,从而损害真菌细胞膜的结构和功能,同时使细胞内过氧化物大量堆积,造成真菌死亡。

氟康唑是一种临床上广泛应用的广谱、高效、安全的三唑类药物,动物和临床实验证实口服氟康唑对眼部念珠菌、隐球菌、曲霉及球孢子菌感染有效。常用氟康唑眼药水,眼部应用刺激小,连续滴眼 2 个月,未见明显毒副作用。

伊曲康唑为粉蓝色胶囊,内含 100 mg 伊曲康唑。真菌性角膜炎的应用为 200 mg,每天一次,总疗程不超过 3 周。最常见不良反应有肝功能损害及胃肠道反应。

3.那他霉素

那他霉素是从链丝菌培养液中分离的四烯类抗真菌药物,为广谱抗真菌抗生素,对曲霉、念珠菌、镰刀菌等均有效,抗真菌的原理与两性霉素 B 相同。由于那他霉素难溶于水。临床常用混悬液,但此液对角膜结膜通透性极差,因此,滴眼液仅用于治疗浅表的角膜感染灶。目前临床上常用的为 5％混悬液或 10％眼药膏。

4.免疫抑制剂

研究发现许多真菌的天然代谢产物具有对其他真菌的毒性作用,从而抑制共生真菌的竞争生长。环孢素 A(CsA)、FK506 和西罗莫司(雷帕霉素),可作为免疫抑制剂抑制 T 细胞激活的信号传导途径,还能作为毒素抑制与其竞争的真菌的生长。

5.其他

氯己定葡萄糖酸盐已广泛应用于临床近 40 年,对许多革兰氏阳性、阴性细菌、阿米巴原虫、沙眼衣原体具有抑制作用。1996 年 Martin 通过体外、体内实验证实 0.2%氯己定溶液具有良好的抗真菌作用。随后临床随机对照观察显示 0.2%氯己定溶液治疗轻中度真菌性角膜炎效果优于 0.25%和 0.5%那特真眼水,尤其对镰刀菌感染有效,对曲霉感染效果较差,眼局部耐受性良好,未见组织毒副作用,而且价格低廉易得。尤其对于病原菌尚不明确或可疑混合感染的患者,可将氯己定溶液作为一线药物选择。

6.联合用药

细菌感染时药物的选择及联合用药方案已研究得较为深入。对抗真菌药物联合应用的研究多限于体外实验和动物实验,人体试验观察极少。目前较为确定的是氟尿嘧啶与两性霉素 B 或氟康唑联合应用有协同作用,能减少药物用量,降低毒副作用,并延缓氟尿嘧啶耐药性的产生。分析为后两者破坏真菌细胞膜,从而利于前者穿透,进入真菌细胞发挥作用。利福平和两性霉素 B 合用亦有协同作用。伊曲康唑与两性霉素 B 或氟尿嘧啶合用治疗念珠菌、曲霉和隐球菌感染有协同作用,伊曲康唑与氟康唑合用与单用伊曲康唑效果相同。

(二)手术治疗

1.板层角膜移植术

所有真菌性角膜炎,除非合并穿孔或有穿孔趋势者,都应先联合多种抗真菌药物进行治疗,并可辅以 1~2 次局部清创处理,然后根据治疗的转归、病灶的大小、部位、深度及视力等因素决定是否需行角膜移植手术及选择手术的方式。选择部分板层角膜移植手术的适应证如下。

(1)药物治疗一周以上无效,同时不合并前房积脓的中浅层溃疡。

(2)对药物治疗有效,其中选择经治疗后前房积脓消失,病灶位于角膜基质的中浅层,视力严重下降至 0.1 以下者,尤其适宜于溃疡直径较大或偏中心的中浅层角膜溃疡。

2.穿透性角膜移植

真菌性角膜炎的穿透性角膜移植手术时机尚没有一个统一而明确的标准,术者多是根据当时的病情和结合自己的经验做出的。行穿透性角膜移植术基本掌握以下原则:①局部和全身联合应用抗真菌药物治疗 48~72 小时无明显疗效。②角膜溃疡直径>6 mm,病变深度到达深基质层,视力低于 0.1,局部药物治疗疗效不明显或前房积脓不断增加者,或溃疡面有扩大趋势者。③角膜溃疡到达后弹力层或穿孔者。

第四节　角膜基质炎

角膜基质炎是指在角膜基质层的非溃疡性和非化脓性炎症,主要表现为角膜基质炎性细胞渗出、浸润,并常有深层血管化形成,角膜上皮和浅基质层一般不受影响。虽然本病远不如角膜溃疡性炎症多见,但也是损害视力的常见原因。

一、病因与发病机制

角膜基质炎可能与细菌、病毒、寄生虫感染有关。梅毒螺旋体、麻风分枝杆菌、结核分枝杆菌和单纯疱疹病毒感染是常见的病因,虽然致病微生物可以直接侵犯角膜基质,但大多数角膜病变是由于感染所致的免疫反应性炎症。

二、临床表现

(一)一般临床征象

眼部有疼痛、流泪及畏光,伴有水样分泌物和眼睑痉挛。视力轻度到重度下降,睫状充血。

(二)角膜的病变取决于疾病所处的阶段及持续时间。

一般说来,上皮完整,但上皮常常处于水肿状态。早期,可有弥漫性的或扇形的、周边程度较低的基质浸润,内皮层伴有或不伴有 KP。随着基质层炎症反应的加重,基质层和上皮层变得水肿加剧,常呈毛玻璃样外观。前房反应也可加重,患者的症状也加剧。新生血管常侵入基质层内。

根据严重程度,整个病变可能局限于角膜周边部,也可能向中央发展波及整个角膜。如果在几周甚至数月之后不进行治疗,基质炎的炎症和血管化将达到高峰,然后消退,逐渐地血管闭塞,角膜永久性瘢痕形成。

(三)特异性征象

1.梅毒性角膜基质炎

可分为 3 期:①浸润期;②血管新生期;③退行期。活动性梅毒性基质炎第一个显著的征象是轻微的基质层水肿,少量的内皮层 KP。严重的疼痛,清亮透明的分泌物以及畏光等,预示着炎症浸润的开始。

典型的间质性基质层炎症常常从周边开始,在上方呈扇形分布。稀疏的、灰白色的基质层浸润扩大并融合。在此期,上皮层水肿及小水泡形成。这个过程可能局限在角膜的某一部分或整个角膜变混浊,呈典型的毛玻璃样外观。在新生血管期,浸润变得更加浓密,血管从周边部侵入深基质层。血管内生和炎症可能局限在周边部呈扇形,或在几周甚至几个月后向中央发展侵犯整个角膜,使呈红色色调,称为 Hutchinson 橙红斑。一旦整个角膜血管化,病程可能已达到顶峰,预示进入吸收期。1～2 年后,如果不治疗,炎症开始消退,周边部开始变透明。角膜内血管闭塞、角膜瘢痕持续存在。内皮细胞层和后弹力层可能有持续性的皱褶、疣状赘生物、角膜后玻璃状的嵴状物以及可延续进入前房的纤维束。通常这种现象只在病变静止期能看到。

先天性梅毒性角膜基质炎通常累及双侧角膜,75％以上患者在 1 年之内第 2 只眼开始发病。大约 9％的患者有炎症复发。后天性角膜基质炎通常发病较轻,病灶较局限。

此外,先天梅毒性角膜基质炎,常同时伴有先天性梅毒其他典型的特征,即 Hutchinson 齿及重听(或耳聋)连同角膜基质炎,称为 Hutchinson 三联征。

2.细菌感染

结核分枝杆菌很少并发角膜基质炎,然而,应该排除这种细菌感染的可能性。这种基质角膜炎趋向于周边部,并且常呈扇形分布及伴有扇形角巩膜炎。不像梅毒性角膜炎,这种角膜炎的炎症影响前中基质层,浓密的浸润占主导地位,有时呈现结节状、脓肿样浸润。血管化通常限于前基质层;然而,通常血管管径较大,且呈弯曲状。病程迁延,残余的角膜瘢痕较厚,原因是严重的炎症反应导致了比较重的角膜细胞坏死。

3.麻风以多种方式累及角膜

因脑神经功能失调或眼睑结构的变化导致了角膜暴露。表层无血管性的角膜炎是麻风具有特征性的损害,通常从颞上象限开始。开始小而分散的上皮下混浊或前基质层混浊,以后融合变成弥散性的前基质层混浊。最后,血管侵入,向角膜混浊区延伸,形成特征性的麻风血管翳。

三、诊断

角膜基质炎的病因诊断主要取决于病史、眼部及全身检查。

(1)急性梅毒性角膜基质炎是先天性梅毒的晚期表现之一。大多数发生于

5～20岁,但也可以早自出生时,晚至50岁。梅毒血清学检查阳性。眼部征象包括"胡椒盐"状的脉络膜视网膜炎或视神经萎缩,或其他先天性梅毒晚期症状的出现,均提示本病的存在。一些其他的晚期梅毒表现,包括Hutchinson牙齿和骨骼的畸形、第Ⅷ对脑神经受累导致耳聋、精神发育迟缓及行为异常等。性病史、中枢神经系统症状加上梅毒血清学检查阳性,即可确诊后天性梅毒。

梅毒血清学检查常用的有补体结合试验(如Wasserman试验)和沉淀试验(如Kahn试验)等。这些试验对于各期梅毒的诊断,治疗效果的判断以及发现隐性梅毒均有重要意义。

(2)结核性角膜基质炎的病因诊断取决于眼部所见、梅毒血清学检查结果阴性、结核菌素试验阳性以及全身性结核感染的病史。

(3)麻风性角膜基质炎的病因学诊断,眼科医师难以做出初诊,要依据皮肤科医师的协助。面部有典型的"狮样面容",眼睑皮肤增厚,秃睫,面神经麻痹是常见的晚期征象,可形成兔眼和睑外翻。角膜神经可发生节段性的增粗,形成"串珠"状。虹膜表面可以出现小砂石状的乳白色结节,在睑裂处角巩膜缘的巩膜侧有黄色胶样结节以及角膜颞侧浅层血管翳等可确定诊断。

四、治疗

(1)梅毒性角膜基质炎是全身梅毒病症的局部表现,应从全身进行驱梅治疗。WHO已提出了全身驱梅治疗的原则。

局部使用0.1%地塞米松眼药水滴眼,2小时1次,炎症消退后减量,但应继续维持滴眼数周后逐渐减量停药,以防复发,还可用1%环孢素A眼药水,每天4次。为预防葡萄膜炎及其并发症的发生,应使用1%阿托品溶液滴眼散瞳。通过早期适当的治疗,85%以上的患者视力恢复或提高。对于角膜炎症消退后遗留的瘢痕,视力低于0.1者,可考虑行穿透性角膜移植术,这种手术的成功率较高,90%以上的患者术后有明显的视力改善。

(2)结核性角膜基质炎,首先应用全身抗结核治疗。同时,眼部治疗基本同梅毒性角膜基质炎。

(3)麻风性角膜基质炎,WHO已制定了治疗麻风的标准。因为这种病原生长极其缓慢,患者可能需要长时间甚至终生的治疗。角膜病变的治疗基本同梅毒性角膜基质炎,但穿透性角膜移植术并非总是治疗该病的适应证,特别是对于严重的眼睑畸形、面神经麻痹或干眼症的患者应慎重考虑。

第五节　角膜扩张性病变

一、球形角膜

球形角膜是一种出生时即存在以角膜变薄并呈球形隆起的先天性角膜病变,临床上罕见,多为常染色体隐性遗传。

(一)病因

目前病因不明。一般认为是与扁平角膜发病原因相反的一种发育异常,也有人认为该病是大角膜的一种异型或水眼病变过程中止所致。还有人认为,此病与圆锥角膜的发病有着密切的关系,临床上有双眼球形角膜的父亲其儿子患双眼圆锥角膜的报道。

(二)临床表现

角膜均匀变薄并呈球状隆起,尤其在周边部,约为正常角膜厚度的1/3,有时合并巩膜组织变薄而形成蓝色巩膜。但角膜透明,直径一般正常。如有后弹力层破裂,可发生角膜水肿、混浊。病变为静止性,一般不发展,无明显自觉症状,可有屈光不正存在。

(三)诊断

(1)角膜均匀变薄呈球状隆起,但透明,直径正常。

(2)后弹力层破裂时,角膜急性水肿、混浊。

(3)如合并巩膜组织变薄可形成蓝色巩膜。

(四)鉴别诊断

1.圆锥角膜

角膜中央部进行性变薄并向前呈圆锥状突出;进行性视力减退和严重的不规则散光。裂隙灯检查可见圆锥底部角膜浅层有 Fleischer 环,如角膜后弹力层破裂,角膜水肿、混浊。

2.先天性前葡萄肿

出生后即可见角膜混浊,并向前膨隆,葡萄膜黏附于角膜背面,嵌顿的虹膜隐约出现于菲薄的角膜之后,使角膜发蓝色。

（五）治疗

目前尚无治疗方法，但应嘱患者注意保护眼球，防止外伤，以免引起眼球破裂。

二、后部圆锥角膜

后部圆锥角膜为罕见的角膜后表面异常，单眼发病，迄今报道的所有病例均为女性，无遗传倾向。

（一）病因

病因不明，可能是胚胎期由于某种原因使中胚叶发育不良所致。

（二）临床表现

患者出生时即存在角膜后表面弧度增加，甚至呈锥状，但前表面弧度则保持正常，使角膜中央区相对变薄。角膜基质层可能透明，也可能混浊。如不伴有角膜基质层混浊者，尚能保持较好视力。根据角膜受累的范围可分为局限型和完全型。病变常为静止性，用裂隙灯光学切面检查可明确诊断。患者常有不规则散光，用检影法检查呈现剪动影。

（三）诊断

主要根据患者角膜后表面弧度增加而前表面弧度正常，角膜中央区相对变薄。患者有不规则散光，检影法验光检查呈现剪动影而诊断。

（四）鉴别诊断

本病主要应与圆锥角膜鉴别。后者表现为青少年时期起病，角膜中央部进行性变薄并向前呈圆锥状突出，角膜前后表面弧度均增加。伴有进行性视力减退和严重的不规则散光。裂隙灯检查可见圆锥底部角膜浅层有 Fleischer 环，严重者角膜后弹力层破裂，角膜水肿、混浊。

（五）治疗

目前尚无治疗方法。

三、Terrien 角膜边缘变性

Terrien 角膜边缘变性是一种发生于角膜边缘部的非炎性缓慢进展的角膜变薄性疾病。

（一）病因

本病被认为可能与神经营养障碍或角膜缘部毛细血管的营养障碍有关。近来被认为是一种自身免疫性疾病。

(二)病理

本病被主要是基质层纤维变性,同时有胶原纤维脂质浸润,上皮细胞增生,基膜和前弹力膜破坏,甚至消失。

角膜基质层变薄,纤维板层结构数目明显减少,新生的肉芽组织及新生的血管伸入。后弹力膜撕裂、缺损或增厚,内皮细胞数天减少,细胞变性。

病变区各层组织均有明显的类脂沉着,常可见到淋巴细胞与浆细胞浸润。

(三)临床表现

10～30岁发病,多为双眼发病,但病程进展不一致,从发现病变致角膜变薄有时可达10～20年。男性多于女性。

病变多发生于上半周角膜缘部,也可发生于其他部位或波及全周。早期可无自觉症状,随着病变的发展,可出现轻度刺激征和异物感,但不影响视力。病变晚期,由于病变区角膜膨隆,产生明显的散光而导致不同程度的视力下降。

根据病变的发展,可分为四期。

1.浸润期

角膜周边部出现宽2～3 mm的混浊带,伴有新生血管生长,病变区球结膜轻度充血。

2.变性期

病变区角膜变薄,形成一沟状凹陷。

3.膨隆期

病变区角膜继续变薄,出现单个或多个菲薄囊泡样膨隆区,多位于10点、1点及5点处。

4.圆锥角膜期

病变区角膜张力下降,在眼压的作用下病灶向前膨出。并波及中央出现圆锥角膜样改变。严重者组织变薄如纸,当压力过猛或咳嗽时,病变区破裂,导致角膜穿孔,虹膜膨出,继而发生粘连性角膜瘢痕。

裂隙灯下,病变区角膜明显变薄,有新生血管伸入,正常角、结膜结构消失,而上皮层增厚,其他各层模糊不清。

(四)诊断

(1)典型者需具备角膜周边有灰白色浸润、新生血管、脂质沉着、角膜变薄、角膜沟、角膜膨隆及散光。

（2）非典型者假性翼状胬肉、复发性边缘性角膜炎及中央角膜混浊变薄。

（五）治疗

目前尚缺乏有效药物治疗。早期散光可以用光学眼镜矫正。反复发作的炎性改变，可用类固醇皮质激素治疗，亦可试用三氯醋酸烧灼或其他方法烧灼，以减轻散光。

病变晚期，可行结膜瓣遮盖术或板层角膜移植术，手术范围必须大于角膜病变，否则术后仍有复发和继续发展的可能。

四、角膜边缘透明变性

角膜边缘透明变性是一种发生于角膜下方周边部的少见的非炎症性疾病。由于角膜变薄隆起，可引起高度不规则散光，同时可使后弹力膜破裂导致角膜水肿。

（一）病因

病因不明。因其组织学和超微结构的改变与圆锥角膜相似，故有人认为该病变是局限于周边部的圆锥角膜。

（二）临床表现

本病多发生于 20～40 岁的中青年，男女发病率相近，病程进展缓慢，病变可持续数十年。通常有与高度不规则散光有关的视力下降。多在出现畏光、流泪而就诊。

本病多发生在双眼角膜下方，可见宽约 1.2 mm 呈新月形的基质变薄区，与角膜缘之间有1～2 mm 的正常区域。紧靠变薄区之角膜上皮可出现微小囊样水肿和基质层水肿，可累及视轴区。水肿区后弹力膜可呈灶性、旋涡性或斜行破裂或脱离。

Rodrigues 发现角膜上皮层有不规则增厚，前弹力膜有瘢痕形成，基质层变薄且内皮缺损。部分患者可发生急性角膜水肿。

角膜边缘透明样变性发生角膜水肿的机制，是因为内皮屏障功能丧失而导致后弹力膜破裂或脱离的结果，这可能是由于角膜扩张变形所致。

（三）治疗

因本病可引起高度不规则性散光，可戴用角膜接触镜矫正视力。部分病例需行板层或大口径的穿透性角膜移植术。

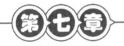

巩 膜 疾 病

第一节 巩 膜 炎

巩膜炎或称深层巩膜炎，为内源性抗原抗体免疫复合物所引起，且多伴有全身胶原病，故属于胶原病范畴，与自身免疫有关。较巩膜外层炎少见，但发病急，且常伴发角膜及葡萄膜炎，其病情及预后远较巩膜外层炎更为严重。常见于20～60岁，女性多见。巩膜炎多好发于血管穿过前部巩膜处，而于赤道后部的巩膜炎，因不能直接见到且血管少，发病亦少，容易被忽略。巩膜炎依部位可分为前巩膜炎及后巩膜炎。

一、前巩膜炎

前巩膜炎是巩膜炎中常见的。多发于青年或成年人，女性多于男性，双眼可先后或同时发病。每次发作可持续数周，反复发作。

可分为以下 3 种类型。

(一)结节性前巩膜炎

此型占巩膜炎的 44%，患者表现为剧烈的眼痛，向眼眶周围放射，可伴有眼球压痛。局部巩膜充血，炎症浸润，肿胀，形成结节，结节可为单发或多发，呈深红色，质硬，有压痛，不能推动。浸润性结节可以围绕角膜而蔓延相接，形成环形巩膜炎。此时全眼球呈暗紫色，间有灰白色结节，吸收后留下绀色薄瘢。病程较短者数周或数月，长者可达数年。浸润渐被吸收而不破溃，巩膜变薄呈暗紫色或瓷白色，在眼内压作用下形成部分巩膜膨隆或葡萄肿，如出现畏光、流泪症状，应考虑有合并角膜炎及葡萄膜炎，其结果常严重损害视力。

(二)弥漫性前巩膜炎

本病是巩膜炎中较良性的，很少合并严重的全身性疾病。表现为巩膜突发弥漫性充血及巩膜组织肿胀,严重者可出现结膜高度水肿,易扩散。病变范围可限于一个象限或占据全眼球前部,且多伴发巩膜表层炎。

(三)坏死性前巩膜炎

本病亦称炎症性坏死性巩膜炎。此型临床上虽比较少见,但破坏力较大,常引起视力损害,也是全身严重胶原病的先兆。病程迁延缓慢,约半数患者有并发症及视力下降,眼球压痛约占半数。病变早期表现为局限性炎症浸润,病灶边缘较中心反应重,表现为急剧充血,血管迂曲及阻塞。病灶及其周围出现无血管区,病变的发展可限于小范围内,亦可发展成大面积坏死。病变愈后该处巩膜仍继续变薄,可透见葡萄膜色素呈蓝紫色,除非眼压持续高达 4.0 kPa(30 mmHg),一般不形成葡萄肿。

(四)穿孔性巩膜软化

此型是一种炎症征象不明显的坏死性巩膜炎,亦称非炎症性坏死性巩膜炎,是一种较为少见的特殊类型巩膜炎,病情隐蔽,几乎毫无症状,约半数患者与类风湿关节炎或强直性多关节炎有关,眼病可先于关节炎病。50 岁以上女性多见。病变一眼为双侧性,但其表现程度不一。病程发展缓慢,但也有表现急剧,于数周内导致失明者。本病很少伴有炎症或疼痛反应,病变的特点为发生在角膜缘与赤道部的巩膜上,有黄或灰色斑,角膜一般不受影响。主要表现为进行性巩膜变薄、软化及坏死,坏死组织一经脱落巩膜可完全消失,在残留的巩膜组织中的血管明显减少,从外表上看呈白色搪瓷样。由于坏死而造成的巩膜缺损,可被一层可能来源于结膜的很薄结缔组织所覆盖,除非眼压增高,一般不见葡萄膜肿。无一例有眼压痛。缺损区没有组织再修补,最终导致穿孔,葡萄膜脱出。

二、后巩膜炎

后巩膜炎是指发生于赤道后部及视神经周围巩膜的炎症。其严重程度足以导致眼球后部组织的破坏,一般眼前部无明显改变,且临床表现多样性和隐蔽性,故诊断较困难。本病也是女性多于男性,并常见于中年人。

(一)临床表现

1.症状

(1)后巩膜炎最常见的症状有程度不同的疼痛、视力减退、眼红,但也有一些人没有明显症状,或仅有这些症状中的一种。严重者有眼睑水肿、球结膜水肿,眼球突出。眼外肌受累可致眼球运动障碍及复视。后巩膜炎者都有前部巩膜受累,表现有穹隆部浅层巩膜血管扩张、斑片状前巩膜炎、结节性前巩膜炎。也可没有眼部充血。但有疼痛和眼充血的病史。

(2)视力减退也是常见的症状之一,其原因是伴有视神经视网膜病变。另外,后巩膜弥漫性增厚导致眼轴缩短,近视减轻或远视增加,出现视疲劳,更换镜片可使症状缓解。

(3)眼球突出、上睑下垂和眼睑水肿,可见于重症巩膜周围炎,这种炎症常扩散到眼外肌或眼眶。因眼外肌炎症可有眼球转动痛或复视,这些症状合并在一起就被称为巩膜周围炎、巩膜球筋膜炎和急性前部炎性假瘤,还可继发青光眼。

还有一种较表浅的病变为眼球筋膜炎,而巩膜则无明显炎症,称之为胶冻性眼球筋膜炎。球结膜呈半胶冻状橙红色水肿,如鱼肉状,触之稍硬,压迫是有轻度凹陷,病变可延伸到角膜缘,而眼内仍然正常。若病情严重,病变可侵及巩膜而为胶冻状巩膜炎。

2.眼底病变

(1)界限清楚的眼底肿块:局限性巩膜肿胀区可引起脉络膜隆起。通常围以同心的脉络膜皱褶或视网膜条纹。这类炎症结节常伴有眶周围疼痛,但也有患者无症状,在查体时被发现。

(2)脉络膜皱襞、视网膜条纹和视盘水肿:这是巩膜炎的主要眼底表现。患者常伴有轻度疼痛或穹隆部眼球表层血管充血,邻近视盘的巩膜炎症,偶可致视盘水肿。有些可见略呈球形的脉络膜脱离,但环形睫状体脉络膜脱离更常见。青年女性后巩膜炎可导致后极血视网膜屏障崩解,而出现渗出性视网膜脱离,这种脱离只限于后极部。眼底可见多处针尖大小的渗漏区。超声扫描显示眼后极部各层变厚和眼球筋膜水肿。

(二)诊断

对原因不明的闭角型青光眼、脉络膜皱褶、视盘水肿、界限清楚的眼底肿块、脉络膜脱离和视网膜脱离等,均应想到此病的可能。除病史及全身和局部的特征性体征可作为诊断依据外,进行相应的全身系统检查及实验室检查也是必要的。

1.全身检查

胸部、脊柱、骶髂关节的 X 线检查。

2.实验室检查

血常规、血沉、肝功能、血清尿酸测定、梅毒血清学试验、结核菌素皮内试验等。免疫指标:类风湿因子、外周血 T 细胞亚群、外周血免疫球蛋白、免疫复合物测定、抗核抗体、补体 C_3 等。

3.巩膜炎的前节荧光血管造影

Watson(1984)首先将荧光血管造影应用于巩膜炎的诊断,认为典型的弥漫性或结节性巩膜炎,荧光血管造影显示血管床的荧光增强与通过时间减低,即在充血的血管显示只有很少或没有血液通过。在具有明显炎症的弥漫型、结节型和坏死型巩膜炎中,发生闭塞的是小静脉,而在穿孔性巩膜软化其阻塞的则是小动脉,特别是深部巩膜丛的小动脉。

4.眼底荧光血管造影

有视网膜下渗出液者,荧光血管造影早期可见脉络膜背景荧光呈斑驳状,继而出现多个针尖大小的强荧光区,随后此强荧光区逐渐变大变亮。造影晚期这些病灶的荧光素渗入视网膜下。

5.超声扫描检查

B型超声扫描可见球后部变平,各层变厚以及球后水肿。若球后水肿围绕视神经,则可见"T"形征,这种体征表示沿巩膜扩展的水肿与正常圆形视神经阴影成直角。超声扫描是诊断后巩膜炎症肥厚不可缺少的方法。

6.CT 扫描检查

CT 显示巩膜厚度,注射增强剂可使其影像增强,也可见球后水肿,但非特异性。

(三)鉴别诊断

本病症状与眼眶蜂窝织炎难以区别。其鉴别要点在于本病的水肿程度较蜂窝织炎为明显,而蜂窝织炎的眼球突出,则又较后巩膜炎为显著。

(四)治疗

巩膜炎的治疗原则,首先应明确病因,进行对因治疗,并预防复发。增强营养改善全身情况也是必要的。

1.弥漫性和结节性巩膜炎

病程迁延,除局部给药外,应加服皮质类固醇制剂。如并发葡萄膜炎应及时给予散瞳剂。

2.坏死性巩膜炎

病情严重,血管丛大部分闭锁。

(1)如梅毒、结核、麻风等,首先应针对病因的特效疗法及配合短疗程的全身非甾体抗炎药治疗,如羟布宗或吲哚美辛口服。

（2）如1周内无效，巩膜出现无血管区，则应给予足够剂量的糖皮质激素（简称激素）制剂，如泼尼松（强的松）或地塞米松口服，以抑制病变的坏死过程，且减轻疼痛。病情好转后减量，直至疾病完全消退。

（3）严重者需用免疫抑制剂如环磷酰胺。近年来有人报道，使用环孢素，能选择性地作用于辅助性T细胞，发挥其免疫抑制作用，且无骨髓毒性，并已能将其配制成局部滴眼剂应用于临床。伴有全身免疫系统疾病的患者应同时针对全身疾病治疗。

（4）深层巩膜炎患者禁忌结膜下注射，以防止巩膜穿孔。

（5）手术治疗只适用于确定炎症的根源是自身免疫病，切除坏死组织，可以清除抗原来源，同时植入同种异体巩膜，也是有效的治疗手段。

第二节 巩膜外层炎

一、定义

巩膜外层炎为巩膜表层组织和球筋膜的炎症，常发生于角膜缘至直肌附着线的区域内。女性发病率是男性的2倍，好发于20～50岁，临床上有两种类型：周期性巩膜外层炎和结节性巩膜外层炎。

二、病因

本病与外源性抗原抗体所致变态反应有关。约30％病例合并有全身变态反应性疾病，如结节性红斑、接触性皮炎等。部分病例合并有全身代谢性疾病，如痛风。有时发现女性患者发病与月经周期同步变化，故推测可能与内分泌失调有关。

三、诊断

（一）临床表现

1.结节性巩膜外层炎

（1）每次发病持续4～5周，易复发。

（2）巩膜表层有局限性结节隆起，直径约数毫米，呈暗红色，结节可有数个。结节周围结膜充血、水肿。有疼痛、压痛及轻度刺激症状。常合并轻度虹膜炎。

(3)部分患者伴全身性疾病,如风湿性关节炎、痛风等。

(4)大多数患者不一定要进行有关免疫学实验检查,但类风湿因子、尿酸或其他免疫学检查在诊断不明时仍应进行。

2.周期性巩膜外层炎

(1)呈周期性发作,间隔1~3个月,每次发病通常持续7~10天,病程可能持续3~6年或更长,妇女月经期发作多见。

(2)发病伴有轻度刺激症状,视力多不受影响,可伴有神经血管性眼睑水肿。

(3)病变部位巩膜表层和球结膜呈弥漫性水肿,紫红色。复发部位不固定。

(二)鉴别诊断

1.泡性结膜炎

结膜鲜红色充血,结节能随结膜移动。

2.深层巩膜炎

眼部疼痛剧烈,常有多个结节,易蔓延至角膜形成硬化性角膜炎。常向深部蔓延而引起色素膜炎(葡萄膜炎)。炎症消退后,病变区巩膜结瘢变薄,呈淡蓝色,重症者可形成巩膜葡萄肿。

四、治疗

(1)针对病因治疗。

(2)局部应用激素滴眼液,并口服非甾体抗炎药,如吲哚美辛(消炎痛)等。必要时口服激素药物。

第三节 巩 膜 异 色

正常巩膜颜色为瓷白色。巩膜异色指少年巩膜呈蓝白色调,随着年龄的增长,巩膜可逐渐变为黄白色调。临床上可出现以下几种巩膜异色情况。

一、巩膜色素斑

本病是在巩膜前部表面,睫状前静脉通过处出现的一些棕色或蓝紫色、黑色的色素斑。有时在前巩膜表面形成斑片状,边界清,地图状色素斑,可逐渐进展,也有些常年静止不变。不影响视力。

二、褐黄病

巩膜上可出现棕灰色的圆形斑点,在巩膜暴露区特别明显。最早的体征是在睑裂区有色素沉着,随年龄增至 30～40 岁时,色素沉着变得肉眼可以看见。组织学上,色素斑可散布在角膜、巩膜和结膜上。

三、蓝色巩膜

由于巩膜变薄而透见下面的葡萄膜的颜色所致。全部或部分巩膜呈青蓝色调,故称蓝色巩膜,使除邻接角巩膜部 1～2 mm 区外的全部巩膜外观呈均匀亮蓝色或蓝,新生儿特别是早产儿,巩膜发育不成熟而薄,但只有在生后 3 年巩膜持续为蓝色时,始为病理状态。此病可单独出现,但多与其他全身发育异常,与全身的支持组织发育异常伴发,如骨脆症、关节脱臼和耳聋等。一般视力不受影响。多为双眼发病,但也有单眼者。

蓝色巩膜-骨脆综合征,常并发颅骨变形、关节脱位、牙齿畸形、胸廓异常,也有人认为与内分泌异常有关。少数为散发病例。其遗传方式以常染色体显性为主,也有少数隐性遗传病例。

四、巩膜黄染

由肝胆疾病引起胆汁的产生或排泄发生障碍,以致胆汁进入血液循环,引起皮肤及巩膜的黄染。

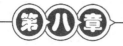

视网膜疾病

第一节　视网膜血管炎

视网膜血管炎是一种包括动脉和静脉的眼内血管炎症,可由多种原因引起,由于病因与发病机制的复杂性,至今没有明确的定义。视网膜血管炎可由全身或眼局部的病变引起,包括:①感染性,如病毒、细菌、真菌、弓形体感染或免疫复合物侵犯血管壁,如视网膜静脉周围炎、颞动脉炎、急性视网膜坏死等;②全身性疾病,如系统性红斑狼疮、全身病毒感染、结核、梅毒、免疫缺陷性疾病、白塞病等;③眼局部的炎症,如中间葡萄膜炎、鸟枪弹样脉络膜视网膜病变、霜样树枝样视网膜血管炎、节段状视网膜动脉周围炎等。以上这些病因均可产生异常的视网膜血管反应,使血管壁的屏障功能被破坏,导致视网膜血管渗漏和组织水肿、出血、血管闭塞、新生血管膜形成等。由于视网膜血管炎病种较多,现仅分述以下几种视网膜血管炎。

一、视网膜静脉周围炎

视网膜静脉周围炎是由 Eales 于 1882 年首先报道,该病常发生于健康青年男性,以视网膜静脉炎症改变为特征,并有反复玻璃体积血,故又称为 Eales 病。后来研究者发现,这种炎症不但累及视网膜静脉,视网膜动脉也可累及。该病严重影响视力,是青年致盲的原因之一。

(一)病因与发病机制

视网膜静脉周围炎的病因与发病机制至今不明,许多学者提出与结核感染有关,但结核杆菌直接引起该病的可能性较小。Das 提出 Eales 病的发病机制是对视网膜自身抗原的免疫反应。在 Eales 病患者的玻璃体中发现血管内皮生长因子(VEGF)含量明显升高,提示它们可能参与了眼内新生血管增生反应,视网膜缺血缺氧可能是 VEGF 释放增多的直接原因。还有一些报道认为与神经系统疾病、多发性硬化等因素有关。

(二)临床表现

双眼可同时发病或先后发病,大多在 1 年之内,双眼严重程度可不一致。

1.症状

早期病变只是在周边部,患者常无自觉症状。当周边部的小血管有病变但出血量不多者,患者仅有飞蚊症现象,视力正常或轻度下降,常不被患者注意。当病变侵及较大静脉,出血量增多而突破内界膜进入玻璃体时,患者感觉视力突然下降至眼前指数、手动,甚至仅有光感。如黄斑未受损害,玻璃体积血吸收后,视力可恢复正常。临床上经常看到大多数患者直到视力出现突然下降时才来就诊。

2.体征

(1)眼球前段:大多无异常,在有些患者会出现虹膜红变和房角新生血管,引起青光眼。

(2)视网膜血管改变:早期视网膜静脉的改变常见于周边部眼底的小静脉扩张,扭曲呈螺旋状,最初仅见某一支或几支周边部小静脉受累。受累的静脉周围视网膜水肿,附近有火焰状或片状出血。病情继续发展可逐渐累及整个周边部小静脉,并波及后极部及大静脉。一些静脉可变狭窄,周边部或一个象限小血管可逐渐闭塞,可见到血管呈白线状,荧光素眼底血管造影(FFA)显示大片无灌注区。也有一开始就有大静脉受累。静脉周围可有白色渗出鞘,大静脉局部扩张扭曲和小静脉扭曲、异常吻合。

(3)视网膜渗出:当视盘附近静脉被波及时,可引起视盘水肿。静脉血管渗漏可形成血管白鞘。严重病例可有黄斑水肿甚至囊样水肿,黄斑区有时可见星芒状渗出。渗出明显的病例,在视网膜下形成大量黄白色渗出物,类似外层渗出性视网膜病变。

(4)玻璃体积血:较严重病例病变波及后极部,可在视盘上方形成新生血管膜,新生血管容易破裂出血,进入玻璃体。如有大量出血进入玻璃体内,眼底将无法窥见。裂隙灯显微镜检查,看到前部玻璃体内暗红色血性混浊,可看到大量血细胞漂浮。开始 1~2 次的玻璃体积血较容易吸收,一般经过 4~8 周可大部分吸收或沉积于玻璃体下方,后极部眼底可见。本病的特点是易复发,反复性玻璃体积血,积血越来越不易吸收。

(5)并发症:反复的玻璃体积血可使视网膜机化膜形成,在与视网膜的粘连处收缩牵拉视网膜,导致视网膜裂孔和视网膜脱离。黄斑受累的表现多为黄斑水肿、渗出、黄斑前膜形成。晚期病例可产生虹膜红变,继发性青光眼和并发性白内障等。

3.辅助检查

(1)FFA:在视网膜静脉周围炎的诊断中,FFA 起到至关重要的作用。当患者视力还是 1.5 的时候,后极部视网膜血管及黄斑区可看不到任何异常,但在周边部或周边部的某一个象限可能已出现了小静脉的扭曲,荧光素渗漏,甚至已出现大片血管闭塞区。如果波及大静脉可在后极部或中周部发现某支静脉或某个象限静脉扩张,荧光素渗漏,甚至大片血管闭塞区和出现新生血管膜,说明病情已久。新生血管膜荧光素渗漏可表现棉花团样强荧光,较晚期病例新生血管膜可演变为纤维增生膜。出血不太多的病例,在 FFA 中可看到玻璃体内片状漂浮物呈弱荧光,可遮蔽不同的视网膜部位但很快飘过。玻璃体积血由于重力的原因往往沉积在下方,呈遮蔽荧光,在造影过程中可始终遮蔽局部的视网膜结构,所以下方玻璃体积血吸收后要再次进行 FFA 检查,若发现血管闭塞应及时视网膜光凝治疗。造影要求进行双眼检查,并注意周边部,尽早发现另一只眼的早期病变,以免延误治疗。

(2)B 超检查:适用于玻璃体大量积血的患者。因很多眼底疾病可以引起玻璃体积血,为排除裂孔性因素引起的玻璃体积血,应每周做一次 B 超检查,发现有视网膜脱离图形,要立即手术治疗。

(3)OCT 检查:大量的血管渗漏可引起黄斑水肿,增生膜的形成,OCT 可协助了解黄斑区的病变。

(三)诊断和鉴别诊断

1.诊断

青壮年反复的玻璃体积血,主诉眼前黑影飘动或仅有飞蚊症。眼底检查,周边部无论是见到 1 支或数支静脉小分支血管扭曲,部分血管有白鞘,附近有小片状出血或渗出,即可作为本病的诊断依据。FFA 可明确诊断。

2.鉴别诊断

因静脉周围炎是一种以视网膜血管病变为主的临床疾病,容易和其他视网膜血管疾病相混淆,需要进行鉴别诊断。

(1)外层渗出性视网膜病变(又名 Coats 病):本病是以毛细血管异常扩张,视网膜内、下大量黄白色渗出,血管异常,小动脉可呈球形瘤样扩张、呈梭形或串珠状,动静脉均可受累。可有血管闭塞及继发性视网膜脱离,早期病变多见于周边部。静脉周围炎的早期病变也发生在周边部,病程晚期视网膜也可出现大量渗出,视网膜血管闭塞和微血管瘤形成。但静脉周围炎没有像 Coats 病那样的异常毛细血管扩张,发病年龄没有 Coats 病早,病程较短,玻璃体可反复出血。Coats 病多单眼发病,静脉周围炎多双眼先后发病。根据病史及眼底表现不难鉴别。

(2)急性视网膜坏死:初发视网膜坏死病灶也多见于视网膜周边部,动静脉均有闭塞。但视网膜坏死较早出现黄白色点团状渗出病灶,如未及时治疗很快发展到中后大动脉闭塞和出血,伴玻璃体炎症和视网膜坏死穿孔。FFA 检查,血管闭塞区更加清晰,周边部动静脉血管均有闭塞,并可看到血管闭塞的影子。但患者没有反复玻璃体积血的病史,抗病毒治疗效果较好。

(3)视网膜中央静脉阻塞:以视盘为中心至视网膜周边部可见广泛性火焰状、放射状出血,中央静脉迂曲、扩张,FFA 检查与视网膜静脉周围炎明显不同。

(4)视网膜分支静脉阻塞:也应与本病相鉴别。视网膜静脉阻塞患者可有高血压病史,发病年龄较大,FFA 除阻塞的静脉所属血管有闭塞区或血管变形、通透性增加外,余象限血管大致正常。

(5)糖尿病视网膜病变:部分病例视网膜也可出现大量渗出,血管扩张,微血管瘤及血管异常,血管闭塞,但多双眼发病,实验室检查可明确诊断。

还要排除各种类型的葡萄膜炎及其他全身性疾病引起的眼底血管病变等。

(四)治疗

对于病变发展的不同阶段采用不同的治疗方法,主要治疗措施为药物、激光、玻璃体视网膜手术。

1.药物治疗

在刚出现玻璃体积血的病例,要注意休息,半卧位,让积血沉到下方,不会遮住黄斑而影响视力。

(1)止血及活血化瘀药物:中西药物结合治疗,少量玻璃体积血,可完全吸收。

(2)糖皮质激素(简称激素):可抑制炎症反应和减轻黄斑水肿,激素的用量要根据患者的临床反应、病情的变化适当调整。泼尼松 30～60 mg,每天 1 次,病情好转后渐减量,维持数月,以防复发。

(3)抗结核药物:如发现全身有活动性结核病灶,应抗结核治疗。未发现身体其他部位结核病变者,其在 Eales 病治疗中所起的作用仍存在争议。

2.激光治疗

适应视网膜血管无灌注及新生血管形成,其原理是减少视网膜耗氧量,从而减少新生血管生长因子的形成,并封闭视网膜微血管异常渗漏。视网膜光凝可以阻止玻璃体积血等并发症的出现,并能加速视网膜出血及黄斑水肿的吸收。激光治疗后仍应定期复查,一些患者病情仍会发展,血管闭塞区可继续扩大,新生血管可继续产生。激光治疗后1个月应复查FFA,不但是判断病情是否发展,而且是检验光凝治疗效果的重要手段,如发现新的血管闭塞区或新生血管可再次行激光治疗。

3.玻璃体手术

大量玻璃体积血观察1个月不吸收,就要及时做玻璃体手术,清除玻璃体积血,同时也清除玻璃体内炎性因子、分解产物和渗出物,减轻对视网膜的刺激,从而阻止病情的发展。术中对增生膜要尽量剥除,解除对视网膜的牵拉,防止发生视网膜脱离;对血管闭塞区要进行眼内视网膜光凝,以防再增生和出血。

(五)治疗效果

Eales病的自然病程3～5年,有的甚至更长。70%～80%的患者发展成双眼受累,但双眼同时失明较少。视力预后与病情严重程度和是否治疗及时有关,及时做眼底激光光凝封闭视网膜缺血区和做玻璃体手术清除玻璃体积血和增生膜,可保持或恢复到患者原有的视力。出现并发症的患者预后不好。常见的并发症为继发性新生血管性青光眼,增生性视网膜病变、继发性视网膜脱离等。在每次复诊患者时,一定要详细检查虹膜是否出现新生血管,以防止新生血管性青光眼的发生。

二、节段性视网膜动脉周围炎

节段状视网膜动脉周围炎是一种比较少见的视网膜血管性疾病,炎症性病变主要发生于视网膜动脉管壁外层及其周围组织。好发于青壮年,多单眼发病。

(一)病因与发病机制

病因与发病机制至今仍不明确。一些学者认为,本病是多种原因致机体免疫功能异常引起的自身免疫性血管炎。可能是视网膜动脉对不同抗原的一种免疫反应。很多病例报道与一些全身病如结核、梅毒、红斑狼疮、弓形体、鼻窦炎及疱疹病毒感染等疾病有关,并根据以上病因处理后病情及眼底炎症明显好转。

(二)临床表现

1.症状

患者视力轻度或中度减退,眼前有黑点飘动,有时视物变形或有闪光感。

2.体征

本病常合并葡萄膜炎,如全葡萄膜炎,眼前节可有睫状充血,角膜后灰白色点状沉着物,房水混浊,玻璃体有点状或絮状混浊,屈光间质不清晰,眼底无法看清。当炎症好转,玻璃体混浊减轻后,可发现视网膜动脉壁上呈节段排列、如指环状或袖套样的黄白色渗出斑,此种表现在邻近视盘的一二级分支和动静脉交叉处更明显。动脉管径可狭窄,炎症处动脉管壁不透明,一些小分支动脉可呈白线状。视网膜静脉大多数正常,少数静脉可有扩张。在病变的动脉附近,视网膜有水肿和出血,在后极部也可出现脉络膜炎的病灶。当动脉周围的炎症消退时,动脉管壁的指环状渗出可逐渐变淡变小,常为黄白色亮点,最后逐渐消失,不留痕迹。

3.荧光素眼底血管造影

视网膜动脉充盈和静脉回流时间较迟缓,动脉管径不规则,但血流通畅,甚至呈白线状的血管仍有血流通过。造影晚期动脉管壁可有荧光染色。如有静脉受累,静脉可迂曲、扩张、管壁染色。

(三)诊断和鉴别诊断

此病较少见,但根据眼底的特殊表现,视网膜动脉呈现节段状指环状白鞘,动脉管径狭窄,一些动脉小分支白线化,视网膜静脉大多正常,可确定诊断。早期易误诊为全葡萄膜炎,但只要看清眼底的典型表现不难鉴别、还应于不全动脉阻塞等疾病相鉴别。这些疾病可结合病史、眼底表现、眼底血管造影,实验室检查明确诊断。

(四)治疗

因病因不明,只能采取对症治疗。在病变活动期间可全身或局部应用激素、血管扩张剂、维生素类和中医中药等治疗。如合并前葡萄膜炎除局部应用激素外,应加入散瞳和局部热敷等治疗。一些学者报道,诊断性抗结核治疗取得明显疗效。但一些患者可能是其他疾病引起,国外 Crouch 报告一例合并梅毒性全葡萄膜炎患者,抗梅毒治疗病情好转。但有些患者找不到病因,被认为是一种不明原因的变态反应,用激素治疗效果较好。

（五）治疗效果

本病发病较急但病程较缓慢,可持续数月或更久。预后较好,只要炎症不累及黄斑,大多数视力可恢复正常或接近正常。治愈后一般不再复发。

三、霜样树枝状视网膜血管炎

霜样树枝状视网膜血管炎由 Ito 等于 1976 年首次报道,其后其他国家及国内也相继有报道。本病因广泛性视网膜血管壁呈霜样白色渗出,像挂满冰霜的树枝而得名。是一种非常少见的双眼急性视网膜血管周围炎症。

（一）病因与发病机制

病因不十分明了,大多病例报道可能与病毒感染有关。但一些患者发病前无任何诱因,全身检查无特殊表现,多见于健康青少年,对短期激素治疗敏感,患者预后良好。一些学者把此类患者称之为特发型。而另一些患者有一定病因,如 HIV(人类免疫缺陷病毒)和巨细胞病毒感染,除有本病典型的眼底表现外多合并全身疾病,此种患者年龄较大,并发症较多,较难治愈,这种类型有学者称为全身型。

（二）临床表现

1.症状

多无任何诱因发病。常为双眼,可突发眼红,视力不同程度下降,视力最差可致光感。

2.体征

眼前段可正常或睫状充血,角膜后可见沉着物,房水、玻璃体可有尘状或雾状混浊。眼底检查,视盘多正常,或有轻度充血水肿。视网膜血管无明显迂曲、扩张,特征性的眼底表现为视网膜血管周围白色渗出,像挂满冰霜的树枝,从后极部直达周边部视网膜均可见,多以中周部显著,少数以后极部为主。动静脉均可受累,但多以静脉受累更为明显。有些病例视网膜可有点状或片状出血,黄斑部可出现水肿,严重病例视网膜水肿、渗出,可出现渗出性视网膜脱离。病情好转后,静脉管壁白色渗出吸收或留下白鞘,黄斑水肿消退后局部可有色素紊乱或陈旧渗出。根据黄斑水肿的时间和程度,视力可有不同程度的恢复。较严重病例视网膜血管可闭塞,新生血管膜形成等并发症。

3.荧光素眼底血管造影

FFA 早期视网膜可无异常表现,静脉期视网膜血管出现渗漏,随造影时间延长,视网膜可出现广泛性血管通透性增加,静脉更为明显。如有视盘水肿,造影晚期视盘荧光染色,边界不清,黄斑区毛细血管的渗漏,造影晚期可见黄斑囊样水肿。

(三)诊断和鉴别诊断

1.诊断

根据典型的眼底改变及 FFA 大多可确诊。对于可疑病例可做全身检查,实验室检查,血清 HIV 抗体检查,以排除全身并发症。

2.鉴别诊断

该病应与急性视网膜坏死、Eales 病、中间葡萄膜炎相鉴别。

(1)急性视网膜坏死综合征:是以动脉为主的视网膜血管炎,病灶多从周边部开始,可有黄白色大量渗出及出血,根据 FFA 和临床表现可鉴别。

(2)Eales 病:累及的血管也多为静脉,管壁可伴有白鞘,但多为周边部静脉受累(见视网膜静脉周围炎章节),玻璃体可反复出血。

(3)中间葡萄膜炎:睫状体平坦部呈雪堤样改变,而霜样树枝状视网膜血管炎不会有这些改变。

(四)治疗

特发型患者对激素反应良好。如有或病毒感染的患者,可在抗病毒同时使用激素治疗。

(五)治疗效果

激素治疗后血管霜样改变可完全消失,如不出现并发症视力预后较好。如出现视网膜血管闭塞新生血管膜形成、玻璃体积血、黄斑区长期水肿、黄斑区发生纤维瘢痕等并发症,视力预后较差。

四、双侧视网膜动脉炎伴多发性瘤样动脉扩张

双侧视网膜动脉炎伴多发性瘤样动脉扩张(bilateral retinal arteritis with multiple aneurismal dilatations,BRAMAD)又称特发性视网膜血管炎、动脉瘤和视神经视网膜炎(idiopathic retinal vasculitis,aneurysms,and neuroretinitis,IR-VAN)。1983 年,Kincaid 和 Schatz 首次报告,是一种少见眼底病,原因不明,多发生于中青年患者(7~49 岁),女性较男性多见,没有全身相关疾病。通常双眼发病。

(一)病因与发病机制

IRVAN 的病因和发病机制尚不明了。

（二）临床表现

1.症状

多数患者无症状，于体检时发现，或因玻璃体混浊引起的眼前黑影飘动而就诊，就诊时通常视力较好。当发生黄斑区渗出或缺血、玻璃体积血和新生血管性青光眼时，患者视力明显下降。

2.体征

在发病前，可先有前段葡萄膜炎和/或玻璃体炎。但多数患者眼前节正常和玻璃体无炎症改变。该病的眼底特点是在视盘附近的动脉和动脉分叉处出现瘤样动脉扩张，也可分布整个视网膜。视盘充血和边界不清，视盘动脉也可出现瘤样扩张，常引起视盘周围视网膜内硬性渗出。视盘周可有放射状出血和/或散在视网膜内出血。静脉不规则扩张和有血管鞘膜，周边部小血管广泛闭塞，交界处毛细血管扩张和异常吻合。在严重的病例可发生从周边到黄斑的血管闭塞和缺血、玻璃体积血和新生血管性青光眼。最终，视神经萎缩和无光感。长期追踪发现眼底的动脉瘤可增加或自发消退，表现是一种血管炎性的游走性改变，受影响的动脉节段性炎症使得血管壁强度减弱，在流体静压力的作用下可变成囊状或典型的纺锤形扩张，当血管炎症消失时，血管壁的强度恢复，动脉瘤减小，甚至恢复到正常血管轮廓。

3.分期

Samuel 根据对大量患者的观察，将 IRVAN 的临床经过细分为 5 个不同时期，这个分期系统概括了 IRVAN 的自然病程，为评价视网膜缺血的严重程度和治疗提供了依据（表 8-1）。

表 8-1　IRVAN 分期

分期	特征
Ⅰ 期	大动脉瘤，渗出，视神经视网膜炎，视网膜血管炎
Ⅱ 期	血管造影显示毛细血管无灌注
Ⅲ 期	后段视盘或其他地方有新生血管，合并或者玻璃体积血
Ⅳ 期	前段新生血管
Ⅴ 期	新生血管性青光眼

4.辅助检查

（1）FFA：能清楚显示视盘和周边视网膜成串的大动脉瘤，一般位于动脉的分叉处，并有荧光素渗漏，周边部视网膜可见广泛毛细血管无灌注区。

（2）ICGA：能显示在眼底检查和 FFA 都不能发现的脉络膜血管异常，造影早期显示脉络膜大血管扩张和渗漏荧光。中期，进一步显示脉络膜血管有炎症性改变，有异常的血管灌注和血管壁损伤，在周边有斑片状弱荧光区，证实有脉络膜小血管的阻塞。可是全层或者部分的脉络膜炎症损伤，或者是脉络膜基质层萎缩，使脉络膜显示异常。ICGA 也能显示扩张的视网膜动脉瘤，在整个 ICGA 造影过程中能保持因 FFA 渗漏荧光而模糊的血管壁的轮廓。

（3）OCT：可显示视网膜水肿和黄斑下局限性视网膜脱离。

（4）实验室检查：中性粒细胞胞质抗体（antineutrophil cytoplasmic antibody，ANCA）是各种血管炎症活动期的标志，用患者血清做间接免疫荧光法检测该抗体，已发现核周亚型（P-ANCA）为阳性，而胞质亚型（C-ANCA）为阴性。P-ANCA与微小结节状多动脉炎和其他全身血管炎相关，对 IRVAN 的诊断有帮助。

（三）诊断和鉴别诊断

1.诊断

双眼发病，视网膜血管炎，视网膜动脉分叉处瘤样扩张和视神经视网膜炎，具备这 3 个主要体征可确诊 IRVAN，3 个次要体征是周边毛细血管无灌注、视网膜新生血管和黄斑水肿。FFA 可清楚地显示这些病变，有着确诊意义。ICGA 和血清学检查可协助诊断。

2.鉴别诊断

主要和视网膜动脉扩张和血管炎症性疾病相鉴别。

（1）视网膜大动脉瘤：常见于老年人，多伴有高血压、糖尿病者病史。多为单眼发病。后极部视网膜大动脉处动脉瘤样扩张，一般只有一个，呈圆形，多有出血，周边部没有无灌注区。

（2）视网膜静脉周围炎：周边部眼底病变与视网膜静脉周围炎相似，但后者多为中青年男性，病变以静脉受累为主，不伴有视网膜中央动脉主干分支的瘤样动脉扩张。此外有反复发作病史。

（3）成人 Coats 病：可有粟粒样扩张的血管瘤，一般位于周边部视网膜，伴有较多的硬性渗出，广泛的毛细血管扩张呈梭形、囊样或串珠样。

（4）其他：一些和视网膜血管炎相关疾病也要鉴别排除，如白塞病、韦格纳肉芽肿、结节性多动脉炎、系统性红斑狼疮、结核和梅毒等。

（四）治疗

治疗包括激素、激光治疗和玻璃体切割术。

1.药物治疗

该病是一种视网膜血管炎症性的改变,可使用激素治疗,但口服泼尼松 30 mg/d无效,静脉滴注甲泼尼龙 500 mg/d 效果较好,但只是单个病例的报告,效果并不肯定,需要进一步证实。

2.激光治疗

(1)治疗的目的是促使视网膜新生血管消退或预防新生血管的发生,消除黄斑水肿。

(2)适应证:视网膜毛细血管无灌注区和渗漏,黄斑水肿。

(3)治疗方法:直接光凝视网膜无血管区和渗漏的毛细血管,黄斑水肿采用栅格样光凝渗漏点。

(4)注意事项:避免直接光凝瘤样扩张的动脉,以免引起动脉的阻塞,但黄斑颞侧的动脉瘤可以直接光凝,因为它是末端血管。

3.玻璃体腔内注药

对有视网膜新生血管和黄斑水肿患者,可玻璃体腔内注射抗 VEGF 药物(雷珠单抗或贝伐珠单抗),能显著地抑制视网膜新生血管。抗 VEGF 很少单独使用,一般是作为其他治疗的辅助治疗,必要时可补充多次注射。也有单个病例报告玻璃体腔内注射曲安奈德或植入地塞米松缓释剂能有效减轻黄斑水肿和提高视力。

4.玻璃体手术

发生大量玻璃体积血和增生前膜影响视力,需玻璃体手术治疗。

(五)治疗效果

部分动脉瘤可自行消退,多数患者保持较好视力。少数患者视力预后差,视力下降与周边部视网膜缺血和新生血管性并发症有关。在 IRVAN 第Ⅱ期及时进行治疗的眼效果较好,所有治疗眼的视力保持在 1.0,没有一只眼加重。在Ⅲ期才开始治疗的大多数眼也能保持≥0.5 视力,约有 25% 的眼继续恶化,视力下降到≤0.01,另有 21% 继续发展到虹膜红变或新生血管性青光眼。在第Ⅲ期才开始做全视网膜光凝有可能不能阻止新生血管的后遗症,导致视力严重丧失的发生率很高。在第Ⅳ期或第Ⅴ期才开始做全视网膜光凝治疗眼约 50% 发生严重的视力下降(≤0.01)。因此,当 FFA 一发现有视网膜缺血表现就做缺血区广泛视网膜激光治疗,能维持长期视力稳定,预防发生增生性玻璃体视网膜病变。

抗感染治疗的效果还不肯定。IRVAN 表现前房细胞和玻璃体炎症提示可能是炎症病因引起,但使用激素并没显示出减少血管炎症或停止视网膜或虹膜新生血管的发展。仅有几只眼使用了抗代谢药物环孢素或甲氨蝶呤治疗,但疗效尚不肯定。

第二节　急性视网膜色素上皮炎

急性视网膜色素上皮炎(acute retinal pigment epithelitis,ARPE)由 Krill 在 1972 年首次描述,是一种较少见的黄斑区视网膜色素上皮层面的特发性自限性炎症病变。多见于健康的年轻人,可累及单眼或双眼,以单眼常见。全身检查多无异常。

一、病因与发病机制

本病的病因及发病机制仍不清楚。一直认为本病是视网膜色素上皮的炎症改变,其病程表现为急性过程,因而怀疑与病毒感染有关(如登革热病毒、肝炎病毒)。也有报道静脉注射唑来膦酸后出现 ARPE 的病例。

二、临床表现

(一)症状

大部分患者起病前无明显病史。可表现为突发的中心视力下降,视物变形,部分患者无明显症状。视力一般在 0.1~1.0,约 3/4 患者视力在 0.7 以上。

(二)体征

一般无眼前节表现,一些病例偶见轻度玻璃体炎。

眼底检查可见黄斑区散在的视网膜下成簇排列的略呈灰褐色的针点状病灶,周围环绕淡黄色的脱色素晕环,黄斑中心凹反光弥散或不可见。病灶在 1~3 个月后渐消退,患者视力多恢复,但黄斑区可遗留轻度的色素紊乱。病变一般限于黄斑区,有时也可见到黄斑外病灶,但很罕见。视神经、视网膜和视网膜血管正常,没有视网膜下液体、视网膜水肿和血管周围炎。

(三)辅助检查

1.荧光素眼底血管造影(FFA)

病灶中央的成簇的针点状病灶表现为全程弱荧光,周围的晕环表现为多发点状透见荧光,呈蜂巢样"中黑外亮"外观,部分晚期可有染色。极少数情况下,FFA 不能发现黄斑病变。

有时,视盘周围区域可能受累,罕见情况下,强荧光点在造影后期出现轻微的边缘模糊。

2.吲哚青绿脉络膜血管造影(ICGA)

早期黄斑区斑驳状强荧光,后期黄斑区花结状强荧光。

3.相干光断层扫描仪(OCT)

OCT 显示椭圆体(IS/OS)带局部较窄的断裂、模糊,嵌合体带有较宽的断裂,两者之间可见圆顶状强反射灶。几项 OCT 研究提示病变部位位于神经视网膜外层及其与 RPE 相关的区域,而另一项利用 OCT 观察了 4 例患者的病例报道提示病变最初累及光感受器外节与 RPE 细胞顶面之间连接处。视网膜内、视网膜下、RPE 下液体很少见。部分患者在恢复期可观察到椭圆体(IS/OS)带断裂的修复,视力也多恢复正常,而部分视力未完全恢复患者仍可观察到椭圆体(IS/OS)带的断裂,提示视力恢复可能与恢复期时椭圆体(IS/OS)带是否断裂有关。

4.Amsler 检查

可发现中心视野区有扭曲变形。

5.视野检查

可发现中心暗点,多表现为相对暗点。

6.色觉检查

可有异常。

7.眼电图检查

可正常或因广泛的 RPE 改变而异常,但随着临床表现的消失,上述客观检查也可完全恢复正常。

三、诊断和鉴别诊断

(一)诊断

依据年轻健康成年人急性视力下降和视物变形的病史,眼底改变、FFA、ICGA 和 OCT 检查结果,一般可诊断,需要与以下疾病鉴别。

(二)鉴别诊断

1.慢性中心性浆液性脉络膜视网膜病变(简称慢性中浆)

ARPE 与慢性中浆在检眼镜和 FFA 检查中较难鉴别。慢性中浆的 OCT 表现为 RPE 局部的单个结节状突起,小色素上皮脱离,神经上皮浅脱离,与 ARPE 不同,慢性中浆的 ICGA 表现为多灶性脉络膜通透性增强,这些均有助于与 ARPE 的鉴别。

2.急性后极部多灶性鳞状色素上皮病变(APMPPE)

APMPPE 多急性起病,典型表现为视网膜下的多发的灰白色扁平鳞状病灶,病灶比 APRE 的大。FFA 早期病灶呈弱荧光,随时间延长,病灶渐染色,与 ARPE 的"中黑外亮"表现不同。

3.多发性一过性白点综合征

本病起病急和眼底出现灰白色点状病变类似 ARPE,但其特征是包括黄斑的后极广泛区域的多灶性、灰白色浅淡斑点,边界模糊,大小为 $100\sim200~\mu m$,位于视网膜深层或视网膜色素上皮层。

4.多灶性脉络膜炎合并全葡萄膜炎(MCP)

常双眼发病,伴有前葡萄膜炎和玻璃体炎。急性期眼底散在多个圆形、椭圆形或多边形边界模糊的黄白色或灰黄色病灶,直径在 $50\sim350~\mu m$,最终可萎缩伴色素脱失或瘢痕形成。急性期病灶在 FFA 早期强荧光,晚期渗漏,ICGA 表现为弱荧光,OCT 显示病灶位于视网膜外层和脉络膜内层,急性期在 RPE 下有驼峰状隆起,恢复期瘢痕处出现视网膜挖凿征。

四、治疗

治疗禁忌用激素,严重者可用非类固醇类激素。考虑为病毒感染者可用抗病毒药物治疗。可使用改善眼底微循环及营养视网膜药物,如卵磷脂络合碘、复方血栓通、维生素 A、维生素 E 以及甲钴胺类。也可考虑用高压氧治疗。

五、治疗效果

大多数有自限性,在 3 个月内完全恢复,视力预后良好,很少复发。

第三节 外层渗出性视网膜病变

外层渗出性视网病变又称 Coats 病,是一种以视网膜血管扩张、广泛视网膜渗出和引起的渗出性视网膜脱离为特征的眼部病变。1908 年,George Coats 首次描述了一种发生于男性儿童、单侧视网膜渗出伴毛细血管扩张的眼底病,称为

Coats病。4年后,Leber命名了一种"Leber多发性粟粒性视网膜动脉瘤病",表现为视网膜血管瘤伴渗出。1955年,Reese指出这两种病为同一种疾病的不同表现时期。Shields等人定义其为特发毛细血管扩张伴随视网膜渗出,常有渗出性视网膜脱离,而无视网膜或玻璃体牵拉。另有很多其他命名,如原发性视网膜毛细血管扩张、先天性视网膜毛细血管扩张、大量渗出性视网膜炎、视网膜毛细血管扩张。

一、病因与发病机制

Coats病的病因仍不完全明确,可能与炎症、内分泌失调引起的代谢障碍有关。目前,也有研究表明Coats病与遗传因素有关,NDP基因的变异引起norrie(一种在视网膜发育及血管形成中起重要作用的蛋白)的缺乏,可能引起Coats病发生。

Coats病的初始改变在视网膜血管,视网膜小动脉和毛细血管异常扩张,管壁增厚,形成了Egbert曾描述的"腊肠"样血管外观。此外,还有类似糖尿病视网膜病变的改变,即毛细血管周细胞缺失,微动脉瘤形成。由于血管内皮细胞的玻璃样变性和分离引起通透性异常,内皮细胞和周细胞的破坏引起血视网膜屏障破坏,从而导致血液内高脂质成分渗入视网膜组织和视网膜下间隙,视网膜出现肿胀、囊腔和渗出性视网膜脱离。

病理改变:光镜检查可见血管扩张、管腔内狭窄,缺乏内皮细胞的微动脉瘤改变,围绕血管、血管内可见多形核白细胞,嗜酸性粒细胞,单核细胞。视网膜内层不规则增厚,囊腔形成,PAS阳性的嗜酸性液体,泡沫细胞和血影细胞浸润。也可观察到视网膜下纤维蛋白、胆固醇、巨噬细胞。电镜检查可见管腔狭窄,基膜样物质,内皮细胞和周细胞的不规则缺失,动脉瘤伴随浆液和纤维蛋白样物质浸润,血管壁扩张。视网膜内层泡沫细胞、血影细胞浸润,巨噬细胞、肥大的Müller细胞,血管周围胶质细胞增生,视网膜外层不均匀变性,光感受器萎缩。

角膜、小梁、虹膜、睫状体、玻璃膜、脉络膜通常正常。

二、临床表现

Coats病是一种常见病,无种族特异性。多见于健康男性儿童,男性发病率是女性3倍,一般在10～20岁之内发病;也有少数成人患者,多伴有高胆固醇血症。多为单眼发病,患儿(者)常以视力低下,斜视,白瞳症而就诊。

(一)症状

当病变位于周边部时,对视力影响不大,但随着病情发展,累及黄斑、甚至引起黄斑水肿和视网膜脱离时,出现明显视力下降。但在儿童患者中,由于患儿一般不会主动表述视力下降,多数患者直到出现明显的后极部大量黄白色渗出或甚至严重的视网膜脱离,瞳孔区形成白色反光才引起家长的重视而就医。此时患儿视力几乎丧失,瞳孔散大。也有的患儿出现斜视,才引起家长注意而来就诊。

(二)体征

1.眼前段表现

早期没有明显改变,随着病情发展,可出现眼前节继发性改变,包括角膜水肿、球形角膜或角膜带状变性;前房胆固醇沉积而继发性开角型青光眼;虹膜新生血管,和周边前粘连,而继发闭角性新生血管性青光眼和白内障。

2.眼底表现

早期病变极轻微,可以仅仅是周边或黄斑区局限点状黄白色渗出,不做荧光素眼底血管造影(FFA)检查很容易漏诊或误诊。

(1)视网膜血管异常:眼底检查可见视网膜血管第二级分支后,多数发生在颞侧和下方象限,动静脉均可受累,以小动脉明显,表现为血管变直或扭曲、囊样或串珠状扩张,FFA可见缺血区,并可伴有视网膜新生血管和血管交通支。

(2)视网膜渗出:渗出灶多位于颞侧及后极部,与视网膜血管异常所在位置契合或环绕视网膜血管异常区域,呈一个或多个大斑块状黄白色渗出灶,扁平或隆起,多位于视网膜血管下。渗出灶周围可见胆固醇结晶沉着及点和片状出血。黄斑受累时可呈星芒状或环形硬性渗出。

(3)渗出性视网膜脱离:渗出明显者可导致视网膜球形隆起,引起渗出性视网膜脱离。视网膜下液可是浆液性,更多是混合性,含有胆固醇结晶。

(4)增生性改变:长期的渗出性视网膜脱离可引起视网膜下增生,呈瘤样,一个或多个,孤立或多个相连。多与视网膜粘连,也可与脉络膜粘连。一般位于颞侧周边部,也可位于其他象限甚至后极部。部分患者由于大量的硬性渗出,血管异常,产生缺血性改变,也可刺激产生视网膜前的新生血管纤维膜形成。甚至视网膜完全被增生纤维和胶质组织代替。

(5)玻璃体改变:玻璃体一般清晰,偶有轻度混浊,伴有新生血管患者可有玻璃体积血。积血可是局限,也可是大量积血致眼底窥不清。

(6)其他:少见临床改变是发生黄斑板层裂孔,视网膜色素上皮增生、变性和脱落,眼球萎缩等。

(三)成人 Coats 病

成人 Coats 病与儿童患者具有相似的特征性视网膜血管异常和广泛的视网膜渗出,但受累范围较局限,出血少,黄斑受损害轻,较容易出现局部脂质沉积,大动脉瘤旁出血。随诊过程中病变发展缓慢,视力预后较好。激光治疗后绝大多数者视力提高。

(四)辅助检查

1.FFA

在 Coats 病的诊断及治疗方面有重要作用。视网膜血管异常的病变区小动脉和静脉迂曲扩张,管壁呈囊样、梭形或串珠状瘤样改变。血管通透性增加,染料渗漏,晚期呈现片状强荧光。亦可见毛细血管无灌注区及周围的毛细血管扩张,微血管瘤形成,部分可见视网膜新生血管性团状强荧光。脱离区视网膜血管迂曲及聚焦不良。晚期浓厚的视网膜渗出灶可显示视网膜大、中血管的浅淡遮蔽荧光。

2.吲哚青绿脉络膜血管造影

所见脉络膜血管基本正常。

3.OCT 检查

在疾病发展中对黄斑水肿程度,浆液性视网膜脱离等观察起到了一定作用,频域 OCT 可以更清楚地观察 Coats 病患者视网膜每一层的结构变化。最近有种新型的手持便携式 SD-OCT 作为术中工具,用来鉴别视网膜母细胞瘤及观察治疗过程中视网膜下液体吸收的情况。

4.超声波检查

视网膜脱离在 A 超表现玻璃体腔出现锐利的高波峰,为脱离的视网膜的回声,其后多个低峰,是渗出液内胆固醇颗粒的回声,波峰的密度取决于胆固醇颗粒含量,颗粒越多低波峰也越多。B 超可显示视网膜脱离形态,大量视网膜下胆固醇结晶显示为视网膜下间隙密集的点状高回声。视网膜瘤样增生表现视网膜增厚的实性高回声。

5.CT 检查

Coats 病早期渗出位于视网膜内,CT 可见眼环增厚,当渗出物增多,形成浆液性视网膜脱离时,可较好显示视网膜下液的形态、密度。如渗出液中蛋白含量较高,CT 值高于玻璃体;以血细胞成分为主,CT 值可更高;以胆固醇成分为主,CT 值与玻璃体相近。

6.MRI 检查

在显示视网膜脱离、出血、渗出方面更为清晰。渗出液中以蛋白含量为主，T_1 高信号，T_2 中等或高信号；蛋白含量低时，T_1 低信号，T_2 高信号。Coats 病的视网膜下液的结晶在 T_1、T_2 均表现为高信号。

三、诊断和鉴别诊断

(一)诊断

根据患者年龄、单眼发病、出现原因不明的血管变直、扭曲、囊样扩张或串珠状改变伴广泛渗出，FFA 显示异常血管明显渗漏，不难诊断。但不典型病例需要同白瞳症及其他会表现为视网膜扩张、血管性疾病相鉴别。

(二)鉴别诊断

1.早产儿视网膜病变

有早产和出生低体重病史，多为双眼发病，当发生白瞳症时，已发生增生膜牵拉视网膜脱离。

2.糖尿病视网膜病变

患病年龄较大，有糖尿病的病史，多为双眼患病。静脉血管迂曲和扩张，视盘和视网膜前新生血管膜，表现牵拉性视网膜脱离。Coats 病发病年龄较小，单眼发病。常有成群的微血管瘤和较大一些的粟粒状动脉瘤，以及迂曲扩张的毛细血管其周围绕以硬性渗出环。

3.转移性眼内炎

常继发于全身急性感染性病变，特别是肺部感染。眼前节常有不同程度的炎症表现，如角膜后沉着物，前房闪辉等葡萄膜炎体征。

4.家族性渗出性玻璃体视网膜病变

本病也可能出现大量黄白色视网膜渗出和渗出性视网膜脱离。但本病一般有家族史，双眼发病，早期视网膜无血管区和血管异常位于周边视网膜，以颞侧最明显。可见颞侧赤道部视网膜血管走行变直，分支增多，且在赤道部以前突然中止，血管末端形成扇形边缘。而 Coats 病多为单眼，血管异常可发生在眼底任何部位，以血管串珠状扩张、血管白鞘、异常血管吻合及大量黄白色渗出为特征。

5.视网膜血管炎

本病多双眼发病，较少出现视网膜内黄色渗出，而更多表现为周边视网膜广泛的血管鞘样改变、缺血和新生血管，容易反复玻璃体积血。

6.视网膜血管瘤

也可引起黄白色视网膜渗出,但一般比较局限,范围一般较小,比较大的血管瘤多可见到扩张的2~3支滋养血管。通常视网膜血管瘤并没有广泛的毛细血管扩张表现,而是以团块状血管瘤为特征。另外视网膜血管瘤还可合并出现肝肾或者脑部的囊肿或血管瘤,及所谓 von Hipple-Linda 综合征。

7.视网膜母细胞瘤

视网膜母细胞瘤是常见的白瞳症,较易与 Coats 病混淆。视网膜母细胞瘤玻璃体内常见灰白色片状、块状浑浊,眼底可见视网膜灰白色实性隆起,有卫星样结节,肿瘤隆起处血管扩张,有时继发青光眼。B超显示其内为弱回声或中强回声,60%~80%有强光斑回声(钙化斑),彩色多普勒超声成像(CDI)于实性隆起强光斑内,可见与视网膜血管相延续的、红蓝相伴行的血流。MRI 检查在 T_1 呈高信号,T_2 呈低信号,增强时肿瘤明显强化。而 Coats 病为视网膜大量广泛黄白色渗出,瘤样增生位于视网膜下。视网膜脱离的近周边处有串珠状动脉瘤、微血管瘤和毛细血管异常,B超检查脱离的视网膜下有细弱、均匀、可移动的点状回声。Coats 病的视网膜下液结晶在 MRI 检查 T_1 长 T_2 均为高信号,增强时无强化。

8.急性视网膜坏死

眼底有大量黄色渗出类似 Coats 病,但本病起病急,多个大血管炎症,渗出形成血管白线,晚期血管变细成闭塞性白线状,明显的玻璃体炎和葡萄膜炎,渗出往往伴有视网膜内的出血和边界清晰的白色视网膜坏死病灶。坏死病灶多数从视网膜周围向中央发展,坏死灶逐渐相连呈环形。这些改变都与 Coats 病有很大差别。

9.其他

还需要与先天性白内障、视网膜分支静脉阻塞、睫状体平坦部炎、色素失调症、弓蛔虫病、永存原始玻璃体增生症、Norrie 病、特发性黄斑旁毛细血管扩张症和放射性视网膜病变相鉴别。

四、并发症

本病如果没有在早期得到有效控制,疾病发展加重,最终可形成渗出性视网膜脱离,虹膜红变,青光眼,葡萄膜炎以及低眼压及眼球萎缩。部分患者经治疗后炎症消退,如果病灶波及黄斑,可出现继发性黄斑前膜,或者由于长时间的炎症和水肿,最终导致黄斑部视网膜萎缩变薄,视功能严重受损。

五、治疗

治疗的目的是保存或提高视力,防止视网膜病变进一步发展。当视力损害不能恢复时,尽量维持视网膜在位和眼球的完整。根据疾病不同分期选择不同治疗方案。

(一)口服药物治疗

目前没有特异性治疗 Coats 病的药物。针对视网膜出血可有给予某些中成药,比如止血祛瘀明目片和丹红化瘀口服液等。理论上维生素 C 有减少血管通透性的作用,羟苯磺酸钙(利倍思,昊畅,导升明)0.5 g,每天 2 次可能对减少渗出有好处。

(二)激素

有促进视网膜水肿和渗出吸收的作用,使病情暂时缓解。玻璃体腔内注射曲安奈德是一种较为有效的辅助和替代治疗手段。Othman 等人报道了 15 例患者,采用玻璃体腔注射曲安奈德 4 mg 联合冷凝或激光治疗后,均获得视力提高、视网膜下液体和渗出吸收。高眼压、白内障、孔源性视网膜脱离是较为常见的并发症。Ghazi 等人建议在玻璃体腔注射曲安奈德后密切观察视网膜下液体量,并在注射 4 周内进行激光治疗,可有效促进视网膜下液吸收,阻止病变进一步发展。猜测曲安奈德通过其抗炎、抗血管通透性的特性起到保护作用。

(三)激光光凝治疗

根据 Shields 的分期,激光光凝治疗是病情较轻、渗出局限病例的最佳选择,可以封闭异常血管,减少渗出并促进吸收。可使用各种类型的眼底激光。Schefler 等人回顾性研究了重复激光光凝治疗 Coats 病的疗效,16 个首次被诊断为 Coats 病、病情分期在 2A～3B 的患者,平均治疗 4.8 次,其中的 50% 的患者治疗后获得了中等以上视力(1.0～0.2)。Schefler 在 6 个进展期患者中发现激光光凝可以有效防止视力下降,但同时应注意随访。

(四)冷凝治疗

适应渗出性视网膜脱离和视网膜下瘤样增生,但在视网膜下液黏稠和较多胆固醇结晶患者可能会阻碍视网膜下液引流,影响视网膜复位。因为过多的冷凝反而可以引起网膜下渗出、增加视网膜脱离程度,所以一次冷凝不超过 2 个象限,每次治疗间隔 1 个月。

(五)玻璃体手术

适应合并有玻璃体增生牵拉的视网膜脱离和黄斑前膜形成患者,另外,视网膜下液致密回声和较多胆固醇结晶患儿(者)也是玻璃体手术适应证。

(六)眼球摘除术

在 Coats 病终末期,无光感且伴眼球疼痛时,可采取眼球摘除术＋异眼座植入术。

(七)抗血管内皮生长因子(抗 VEGF)药物

作为辅助治疗手段也越来越多的应用在 Coats 病的治疗。有报道检测出 Coats 病患者眼内 VEGF 含量增高,其中 He YG、Sun Y 等人观察到在玻璃体腔注射抗 VEGF 药物后联合其他治疗,患者病情好转,伴随眼内 VEGF 含量显著降低。以上研究均提示 Coats 病可能与 VEGF 失调控后,引起的血管生成有关。近年来有数例在 Coats 病中应用抗 VEGF 药物,如贝伐珠单抗、雷珠单抗、哌加他尼钠等玻璃体腔注射的报道。大部分报道均在病变 2、3 期使用抗 VEGF 药物,剂量贝伐珠单抗为 1.25 mg 或 2.5 mg,雷珠单抗0.5 mg,哌加他尼钠 0.3 mg,依据病情 1 次或多次重复注射。随访结果表明玻璃体腔注射抗 VEGF 药物或联合曲安奈德注射、PDT、激光或冷凝治疗,可有效地减少视网膜下渗出,消退异常扩张血管,减轻视网膜水肿,提高或稳定视力。但到目前为止还没有就玻璃体腔内注射抗 VEGF 剂量及次数达成共识,其引起全身或局部并发症的情况亦未见报道。Ramasubramanian 等人提出贝伐单抗应用要小心,因为其有潜在引起玻璃体视网膜纤维化,牵拉性视网膜脱离的风险。抗 VEGF 药物玻璃体腔内注射的长期效果还未知,需要前瞻性多中心的临床研究。

六、治疗效果

早期当血管及渗出病变限于周边时,治疗后有望保留正常视力。当病情进入后期,黄斑区大量渗出甚至出现机化时,不可避免产生永久性视力障碍。因此,关键是病变波及的部位以及是否得到及时正确的早期治疗。通过恰当的治疗,多数渗出可以缓慢吸收,范围逐步缩小。对于眼内增生严重患者,常需要进行玻璃体切割,眼内放视网膜下液,进行眼内光凝或经巩膜冷冻,采用硅油填充;如果黄斑部损伤不严重,仍然有部分视力恢复的可能。对于成年型的 Coats 病患者,及时的视网膜光凝或者经巩膜视网膜冷冻,大多数情况下仍然可能取得良好效果。部分患者可能在冷冻手术之后短期内出现视网膜渗出增加,甚至视网膜脱离范围扩大,但再次冷冻仍然可能使渗出逐渐吸收。近年来随着诊治水平提高,大部分患者即使视力恢复无望,也可保持解剖结构的稳定,免于摘除眼球。

第四节 全身性血管病的眼底改变

一、糖尿病视网膜病变

糖尿病是影响全身各个脏器和组织血糖代谢紊乱的疾病,其中糖尿病视网膜病变(diabetic retinopathy,DR)为糖尿病的严重并发症之一,也是欧美各国四大致盲眼病中占第一位或第二位的眼病。我国糖尿病患者也日渐增多,因糖尿病视网膜病变致盲者也呈上升趋势。

(一)发病率

1991年据美国统计有1 200万人患糖尿病,在糖尿病患者中约有25%的患者产生糖尿病视网膜病变,每年约有12%的新病例因糖尿病而致盲。我国14年前调查全国14个省市304 537人中患糖尿病者为6.09%,糖尿病视网膜病变的发病率为49%~58%。但近年来,随着生活水平的提高,膳食结构的改变,糖尿病患者逐年增加,患病率已达1%~2%,甚至达到3.7%,如果加上糖耐量低减的患者可高达6.7%。由于糖尿病的患者增多,糖尿病视网膜病变的患者也越来越多,因糖尿病视网膜病变而致盲者至少已达七万多人。

本病发病与男女性别无关,年龄大小与眼底发病也无关系。但与糖尿病病程关系密切,眼底病变随糖尿病病程加长发病率逐渐升高。也随病程加长而逐渐加重,增生型随病程加长而增多。如同时合并高血压和/或高脂血症,则眼底病变发病率增高。

(二)分级

糖尿病视网膜病变的发生发展是一个很长的临床过程。根据血糖水平、血糖控制情况、合并全身其他病变及个体差异等,其病情发展快慢各有不同。我国眼底病学组于1984年制订了我国的《糖尿病视网膜病变分期标准》分为单纯型和增生型共6期,但未包括黄斑病变在内。

根据美国糖尿病视网膜病变早期治疗研究协作组(Early Treatment

Diabetic Retinopathy Study Research Group，ETDRS)和 Wisconsin 糖尿病视网膜病变流行病学研究组等的资料,1992 年经国际上 16 个国家 31 位专家组成共同制定了糖尿病视网膜病变和糖尿病性黄斑水肿的严重程度分级。并在1993 年《美国眼科杂志》上发表。

如有黄斑水肿又分为以下 3 级。

1.轻度黄斑水肿

后极部视网膜有一定程度增厚及硬性渗出,但距黄斑中心较远

2.中度黄斑水肿

后极部视网膜有一定程度增厚及硬性渗出,接近黄斑中心但未累及中心

3.重度黄斑水肿

视网膜增厚及硬性渗出,累及黄斑中心以上分级的优点是突出了黄斑病变的重要性,但轻度非增生性 DR 和中度非增生性 DR 的病变比较笼统。故我国需根据自己的经验来制定一套合乎国情的分级标准。

(三)临床表现

1.微血管瘤

微血管瘤为糖尿病视网膜病变最早出现的改变,检眼镜下观察呈现针尖大的小红点,有的可大至 1/2 血管径,早期数量较少,多分布在黄斑周围或散在分布在视网膜后极部。随着病情的加重,微血管瘤的数量加多,在后极部呈弥漫分布,有的位于无灌注区周围。微血管瘤渗漏可引起附近视网膜水肿,常伴有积血。荧光血管造影呈现弥漫点状强荧光。

2.积血

可位于视网膜各层,浅层者呈火焰状,深层者呈圆点状或斑片状,多位于视网膜后极部和赤道部。

3.水肿和渗出

视网膜可有不同程度的水肿,位于黄斑区和后极部,长期黄斑弥漫水肿常导致囊样水肿形成,视力则严重下降。水肿后常有硬性渗出,多位于黄斑区和后极部。在黄斑区呈黄白色点状,成簇排列形成星芒状,或聚集融合形成很宽的环状排列。

4.视网膜内微血管异常

视网膜内微血管异常表现为视网膜内毛细血管扩张迂曲和微血管瘤形成以及小的无灌注区形成。检眼镜下不易发现,做 FFA 可看见。IRMA 比积血和微血管瘤更具有危险性。

5.血管的改变

视网膜动脉可正常或变细,如果患者同时合并有高血压和/或高血脂则可见动脉硬化。静脉早期即可呈均一性扩张充盈,色暗红,病情发展则可呈串珠状或腊肠状扩张。毛细血管早期扩张,随病情进展可形成岛状无灌注区,散在分布在视网膜后极部,无灌注区的周围有毛细血管扩张和微血管瘤形成。晚期视网膜周边部大片毛细血管闭塞,甚至前小动脉或小动脉闭塞,则形成大片无灌注区,导致视网膜大片缺血,诱发新生血管形成。

6.新生血管

可位于视网膜和视盘上。视网膜新生血管开始很小,检眼镜下很难发现,随病情加重,新生血管变大,数量增多。多分布在距视盘 4~6 DD 的范围内,也可远达 10 DD 者,以沿着视网膜四支大血管分布最多。呈丝网状、花环状或车轮状,并可融合成簇,也可长大突入玻璃体内。视盘新生血管表示视网膜缺血更严重。早期在视盘上呈一环状或网状新生血管,随病情发展管径增粗,数量增多,可掩盖整个视盘,形成车轮状并可突入玻璃体内,同时沿视网膜大血管生长,尤以沿颞上或颞下血管弓生长者更多见。新生血管晚期有纤维增生,小的新生血管开始退化时管径变小,数量减少,最后由白色纤维组织代替。大的新生血管增生纤维粗大,可突入后部玻璃体,产生玻璃体后脱离。如果增生纤维收缩,牵拉新生血管破裂,则可产生视网膜前积血或玻璃体积血。反复玻璃体积血可掩盖眼底致看不清,视力严重减退。如果纤维增生发生在黄斑附近则可牵拉黄斑移位或形成放射状皱褶。大量纤维增生和玻璃体牵拉也可导致视网膜脱离。

(四)荧光血管造影

荧光造影可提高糖尿病眼底的诊断率。许多检眼镜下观察“正常”的眼底,造影时发现有微血管瘤和毛细血管扩张。通过造影还可估计本病发展的严重程度。如小的微血管瘤和 IRMA 检眼镜下很难发现。而荧光造影可发现微血管瘤呈现点状强荧光和荧光素渗漏。IRMA 可见局部毛细血管扩张迂曲,有微血管瘤和小的无灌注区。静脉扩张呈串珠状或有管壁染色。视网膜水肿晚期可有组织染色,黄斑囊样水肿则呈现花瓣状或蜂房样荧光素渗漏。积血可呈现遮蔽荧光。毛细血管闭塞则呈现无荧光充盈的大片无灌注区。新生血管呈现卷丝状、车轮状等各种形态的强荧光并有荧光素渗漏,也可进入玻璃体。

(五)暗适应和电生理检查

在糖尿病视网膜病变患者中约有 69.23％的患者暗适应功能异常,表现为杆阈、锥阈升高、A-结点后延。电生理检查表现为 ERG 的 a 波和/或 b 波振幅降低。视网膜电图振荡电位总波幅降低,潜伏期延长。病情加重时振荡电位各系波振幅明显下降。图形视网膜电图比常规 ERG 敏感一些,其振幅下降程度与糖网病严重程度有关。图形视觉诱发电位可有振幅下降,潜伏期延长。

(六)眼部其他改变

糖尿病除产生视网膜病变外尚可产生结膜血管瘤、眼肌麻痹、调节麻痹、暂时性屈光改变、白内障和虹膜红变等。与眼底有关的为虹膜红变,由于视网膜大片无灌注区形成产生严重视网膜缺血、新生血管生长因子形成、刺激虹膜产生新生血管。开始围绕瞳孔区有扩张的毛细血管,渗漏荧光素。也可产生在前房角,最后分布于整个虹膜,可产生前房积血,也可导致房角粘连,影响房水引流致眼压增高而形成新生血管性青光眼。

(七)治疗和预防

1.控制血糖

控制血糖是治疗糖网病的根本。与糖尿病的进展和视力预后有很大关系。如果患者同时存在高血压和高血脂也应同时治疗。按现在的国际标准。空腹血糖应控制在 7 mmol/L 以下;糖化血红蛋白应在6.5%以下。血压以控制在18.0/10.7 kPa(135/80 mmHg)最为理想。

2.光凝治疗

糖网病不同时期光凝治疗的目的不同,其方法也不同。如黄斑水肿和囊样水肿可作局部格栅光凝。重度非增生性 DR 可作象限光凝或全视网膜光凝。已到增生性 DR 则应做全视网膜光凝。

3.曲安奈德玻璃体内注射

应用 40 mg/mL 的曲安奈德 0.1 mL 玻璃体内注射可治疗黄斑水肿和囊样水肿,使视力进步。但有时水肿复发,如果需要可在 2~3 个月后再注射。应注意曲安奈德的不良反应如眼压增高和产生白内障等。故应严密追踪观察患者。

4.玻璃体切割术

玻璃体积血如不吸收和/或有视网膜膜形成则应考虑玻璃体切割术和/或联合纤维膜切除术、内光凝、气液交换和/或巩膜环扎术等。

5.冷冻治疗

当糖网病患者晚期,眼压增高产生新生血管性青光眼则可作视网膜冷冻治疗,在赤道部前后 4 个象限分别作冷冻点,在每个象限用视网膜冷冻头冷冻 5~

7 点。可使虹膜和视网膜新生血管消退。

6.抗 VEGF 玻璃体腔注射治疗

目的是减轻黄斑水肿,缩短玻璃体视网膜手术时间。

7.其他治疗

(1)口服导升明:可降低毛细血管通透性,从而减少视网膜毛细血管渗漏,并可降低血黏度,减少红细胞和血小板聚集及其释放反应。抑制血管病变和血栓形成。口服 500 mg 每天 2 次或 3 次。

(2)口服递法明每天 2 次,每次 1 片。它能促进胶原合成增加血管壁的抗力,降低其通透性,以减少视网膜积血和水肿。

(3)口服阿司匹林 75 mg 也可降低血黏度,预防血栓形成。

糖尿病主要应提早预防。应改善膳食结构。预防高血压、高血脂和高血糖。适当运动,避免体重超重等。

二、视网膜动脉硬化

视网膜动脉硬化,在一定程度上,反映了大脑或肾血管系统方面的同样情况,因为视网膜中央动脉是脑循环系统的一部分,所以视网膜动脉所显示的动脉硬化程度,也就是脑动脉及周身动脉硬化的指征。但大脑血管的硬化,却不一定意味着视网膜血管的同样变化,即正常的视网膜血管并不能除外大脑血管硬化的存在,这是根据眼底变化对全身情况估计时所必具有的认识。

视网膜动脉硬化的分类和程度各有不同,从病因学和病理学主要分为以下3 类:老年性动脉硬化、动脉粥样硬化、小动脉硬化。

(一)老年性动脉硬化

随着年龄的增大,全身各个器官和组织进入衰老阶段。老年性动脉硬化即代表生命在血管系统的衰老。这种改变比较普遍地分布于全身血管,与血压关系不大。通常发生在 50 岁以上的老年人。其发病率较高,占 40%~80%。主要病理改变是血管壁中层纤维样变和玻璃样变,致使弹力层和肌层受损,血管弹性和舒张性降低。由于管壁退行性变,管腔内血流量降低,使全身和脑供血减少,但很少造成严重组织损害。但如合并高血压,则病理改变明显。

眼底检查:视网膜动脉普遍变细、血管透明度降低、颜色变淡、反光带变暗、血管走行平直、分支呈锐角。由于舒张压不高,动静脉交叉处很少有变化。如合并有高血压或动脉粥样硬化,则动静脉交叉处有明显改变。

(二)动脉粥样硬化

动脉粥样硬化是动脉硬化中最重要的一种,因它对心脏、脑、肾脏、四肢和其他生命器官的影响大,故对其病因、病理学研究较多。

动脉粥样硬化多发生在老年人,是在老化血管广泛动脉硬化的基础上发生的。但青壮年也可发生。它可以与高血压无关,但有高血压时病情加重。粥样硬化好发于全身大型和中型动脉,也可累及小动脉。最常见于降主动脉、冠状动脉和脑动脉。眼动脉较少受侵犯。故即使大的动脉粥样硬化已相当严重,眼底也可无改变,故眼底无症状并不能排除身体其他部位存在动脉粥样硬化。两者并不平行发展。而且粥样硬化的病变呈节段性而不是弥漫性或均匀地分布。因此在主动脉或一支大动脉某一节段上有散布的和融合的严重动脉粥样化病变,而在其邻近部分的血管壁几乎正常。

产生动脉粥样硬化的病因近年研究较多,其主要危险因素是高血压、血脂增高、吸烟和糖尿病等。血液中胆固醇增高,而高密度脂蛋白降低,则胆固醇酯、磷脂及中性脂肪沉积在血管内膜深层,使内膜增厚、隆起,形成粥样化斑块,向内突起,使血管管腔变窄,甚至阻塞。当病变进行时,向外可侵犯肌层和弹力层,向内破坏内膜,使其破裂形成溃疡面,在粗糙的溃疡面使血小板、纤维蛋白和血细胞滞留而形成血栓,使血管堵塞。粥样斑块也可从大动脉管壁脱落,在血流中形成微栓子流向其他部位的小血管,如可引起眼动脉阻塞或视网膜中央动脉阻塞等。

眼底表现:眼血管粥样硬化一般发生在视网膜中央动脉神经内段和筛板区,视网膜部分仅发生在近视盘附近的主干动脉上。位于筛板后的粥样斑眼底看不见,但由于病变处动脉管腔变窄,使动脉血流量减少,血流缓慢,视网膜动脉变细。严重者可导致视网膜动脉阻塞或静脉阻塞,或缺血性视盘病变。当粥样斑发生在视网膜血管时,多发生在围绕视盘附近的大动脉管壁,粥样斑向管腔内突起,使该处血管局限性狭窄,管壁呈白色或黄白色,晚期粥样斑纤维化呈白色混浊斑或呈白鞘,甚至如白线样。荧光造影可有荧光素流通过,也可完全闭塞。

(三)小动脉硬化

任何原因所致血压缓慢而持续的升高长时间不能降至正常,则全身小动脉产生增生性改变,最后纤维增生,即形成小动脉硬化。

其病理改变为血管中膜弥漫性细胞增生和肥厚,特别是血管内皮下、肌层、胶原纤维和弹力纤维增生,甚至玻璃样变性,使血管壁增厚,管腔变窄。晚期血管壁纤维增生、完全硬化,丧失弹力和收缩力。

1.眼底表现

根据血压增高的快慢和程度而有不同的表现。血压缓慢持续升高多表现为视网膜小动脉普遍变细,黄斑小血管迂曲呈螺旋状有明显动静脉交叉处改变。如果血压在短期内急剧升高,则视网膜可出现水肿、棉絮状斑、渗出、积血及视盘水肿。

2.治疗

主要在于预防各种诱发因素,如高血压、高血脂等的防治。

三、高血压的眼底改变

(一)高血压的分类

1.按原因分类

分为原发性和继发性。

(1)原发性高血压:病因尚不清楚。多发生在中年以后和老年人。以慢性进行性多见。也可血压突然增高而进入急进型。高血压患者中有眼底改变者占64%～73.3%。

(2)继发性高血压:可继发于多种疾病,常见的有肾脏疾病,如各型肾小球肾炎,肾病综合征等。内分泌疾病如嗜铬细胞瘤、Cushing综合征、妊娠高血压综合征等。以急进型多见。

2.按严重程度分类

根据WHO的建议,高血压病按其严重程度分为3期。

第一期:高血压不伴有器官损害。

第二期:高血压伴有左心室肥厚表现。

第三期:在第二期基础上高血压伴有其他器官的进一步损害,如心脏、肾和周围血管。

3.按病程分类

分为良性和恶性。

(1)良性高血压:血压缓慢持续升高。

(2)恶性高血压:血压在短期内突然急剧升高。

(二)临床表现

高血压的眼底改变根据其病因、病程和严重程度不同而有不同的表现。视网膜、脉络膜和视盘均可有改变。

1.高血压视网膜病变

(1)动脉的改变:视网膜动脉普遍缩窄,管径不规则,粗细不匀。血管迁曲,特别是黄斑区小血管常呈螺旋状弯曲。由于血管壁中层玻璃样变,管壁增厚,管腔变窄,血管反光带加宽变暗,失去透明性,动脉呈黄红色铜丝状反光,称为"铜丝动脉"。如果病变进一步发展,管壁更加增厚,几乎看不见血管内血流。反光带更加宽,血管呈白色闪亮的银丝反光,称为"银丝动脉"。虽然这些血管外貌似无血流,但荧光血管造影可能充盈。

(2)动静脉交叉处的改变:在动静脉交叉处,可见交叉压迫现象。硬化的动脉在静脉上面,可将静脉压断或被压两端呈梭形或被压静脉远端扩张呈瘤状(以上称为 Gunn 征)。另外静脉受压也可转变其正常的与动脉呈锐角的方向,而与动脉呈垂直交叉,在交叉点的远近侧静脉,形成扭歪、偏曲的方向,呈 S 形、或 Z 形弯曲;或静脉压陷至视网膜深部;或静脉在动脉上方呈桥拱样隆起(以上称为 Salus 征)。这些现象可部分出现,也可以同时存在。

(3)视网膜表现:多见于急进型患者,视网膜水肿,尤以围绕视盘为明显。变细的动脉和迂曲的静脉起伏于水肿的视网膜之中。该处并有大小不等,呈火焰状的积血,位于神经纤维层,呈放射状排列。尚有灰白色棉絮状斑,呈不规则羽毛状外观,在后极部沿四支主干血管分布,数量多少不等。晚期可出现硬性渗出,呈细小白色或淡黄色小点,位于视盘颞侧,呈放射状排列,或位于黄斑呈扇形或星形排列。

2.高血压脉络膜病变

当血压急剧升高时,脉络膜毛细血管也受损。检眼镜检查可见视网膜下有3～4 个血管径的黄白色斑点状渗出,称为 Elshnig 斑。荧光血管造影可见点状荧光素渗漏。当病变陈旧时,视网膜色素上皮增生,其周围有一圈低色素环。这些已愈合的 Elshnig 斑不再渗漏荧光素,但可见透见荧光晕。严重者尚可有局限性浆液性视网膜脱离,或渗出性视网膜脱离,则荧光造影呈现强荧光。

3.高血压视盘水肿

多见于急进型(恶性)高血压患者,代表高血压进入严重阶段。视盘边界模糊,水肿隆起一般1～3 个屈光度,严重者可隆起 6 个屈光度,水肿超过视盘边界,并与附近水肿的视网膜相连。血压下降后视盘水肿消退,长期血压急剧增高和严重水肿时间长,即使水肿消退也可产生视神经萎缩。

(三)高血压眼底改变的分级

临床上有很多分级标准。1939 年 Keith-Wagener-Barker 根据高血压患者视网膜改变的严重程度制订了 4 级分类标准,为以后的分级打下了基础。1953 年Scheie 将高血压视网膜病变和视网膜动脉硬化各分为 5 级。其后 Walsh 将 Scheie 的分类去掉了 0 级即正常无改变者,将其分为 4 级。

1.高血压视网膜病变的分级

1 级:视网膜小动脉轻度普遍变细,小动脉管径均匀,无局部缩窄。

2 级:明显小动脉狭窄及局部管径不规则。

3 级:弥漫小动脉明显狭窄及管径不规则合并视网膜积血、渗出和棉絮状斑。

4 级:在 3 级基础上加上视盘水肿和视网膜水肿。

2.视网膜动脉硬化的分级

1 级:小动脉轻度变细,反光带增宽,轻度或无动静脉交叉压迫改变。

2 级:较明显小动脉变窄和反光带增宽,明显动静脉交叉压迫改变。

3 级:小动脉呈铜丝状,明显动静脉交叉压迫改变。

4 级:小动脉呈银丝状,严重动静脉交叉压迫改变。

(四)鉴别诊断

恶性高血压所致视盘水肿应与脑肿瘤引起的视盘水肿鉴别,高血压所致黄斑星芒状渗出应与其他眼底病如糖尿病视网膜病变所致者相鉴别。从病因上尚应区别是原发性或肾性,以及妊娠所引起的高血压视网膜病变鉴别。此外尚应结合神经科、内科的检查以及 CT、视野检查等以资鉴别。

(五)治疗

(1)病因治疗:查明高血压原因,为原发继发,继发性者为肾性或内分泌性,进行病因治疗,血压下降后症状可缓解。

(2)注意饮食,限制钠盐,限制脂肪摄取。

(3)对症治疗:有视网膜积血者可口服碘制剂以促进渗出和积血吸收。口服镇静剂,维生素 C、维生素 E、路丁等。

四、妊娠高血压综合征的眼底改变

妊娠晚期因血压增高而产生一系列眼底症状,以往称为妊娠毒血症这一名词不够确切,易误认为是毒素循环在血液中引起的紊乱。现在已知与血压有关,称为妊娠高血压综合征(简称妊高征)。通常发生在妊娠最后 3 个月,90％的患者发生在妊娠第 9 个月。眼底改变发病率较高,有50％～80％的患者有眼底改变。

(一)临床表现

1.全身体征

所有患者均出现高血压、全身水肿和蛋白尿。尤以下肢水肿和眼睑水肿更常见,严重者可产生肺水肿。患者可有头痛、头晕、恶心、呕吐、心悸、气短等。惊厥期可产生抽搐、昏迷、神志不清,可发作一次或多次。一般分娩后 2～20 周妊高征症状缓解。如妊娠前即有高血压者,分娩后部分患者血压仍可持续增高,少数人可产生永久性器质性血管改变。

2.眼底症状

自觉视力模糊、闪光幻觉、视野可有暗点,或复视等。眼底改变分为 3 期:①动脉痉挛期;②动脉硬化期;③视网膜病变期。有的患者也可不经过血管硬化期而直接进入视网膜病变期者。

最早出现的眼底改变为视网膜小动脉痉挛、管径变窄,开始为局限节段性,继而进行为均一普遍性缩窄。如血压持续增高,血管从功能性收缩进入器质性硬化,如妊娠前即有高血压者则更明显。动脉变窄,动静脉比例可达 1:2 甚至 1:4,反光增强,甚至产生动静脉交叉压迫现象。血-视网膜屏障受损,产生视网膜水肿,尤以后极部水肿明显,视网膜毛细血管扩张,或产生局限闭塞。有棉絮状斑形成,并伴有火焰状积血。重症者尚可有黄斑区星芒状渗出。严重病例可产生浆液性视网膜脱离。脱离常为双侧性,呈球形,多位于视网膜下方,也可波及整个视网膜。这种视网膜脱离一般预后好,无须手术。分娩后血压下降,视网膜脱离可自行复位,视力恢复,可留下色素沉着和脱失。严重病例尚可产生视盘水肿。长期水肿可产生视神经萎缩。也可由于筛板区视神经血供受损而造成急性神经缺血性病变而使视力减退。

(二)荧光血管造影

由于脉络膜毛细血管也受损,造影时视盘周围和后极部脉络膜血管充盈延迟或充盈缺损。视网膜下和色素上皮下有点状荧光素渗漏,说明视网膜脱离继发于脉络膜血管渗漏和色素上皮受损。视网膜动脉狭窄,毛细血管代偿性扩张,或局限性闭塞,可产生血管染色和无灌注区。视网膜脱离复位后,由于色素上皮受损可产生弱荧光和透见荧光。

(三)治疗

妊高征是危及产妇和胎儿生命安全的危险病症。处理不当会产生许多并发症。何时终止妊娠必须由眼科和产科医师及时抉择。如果孕妇经过休息、禁盐、服用镇静药和降压药之后血压下降者可继续妊娠。如果经过以上措施血压仍持续增高,视网膜和/或视盘有严重水肿、积血和渗出则应引产或剖宫产分娩。如果继续妊娠,则不仅孕妇视力严重受损,同时危及母婴的生命。有视网膜病变的产妇死亡率为 6%,胎儿为 56.8%,比正常眼底组高 3 倍多。而且终止妊娠必须及时,如果视网膜和全身小动脉已发生器质性损害时,则可导致产后永久高血压血管病变。晚期导致心、脑、肾等并发症。

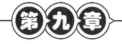

玻璃体疾病

第一节　玻璃体先天异常

一、永存玻璃体动脉

(一)概述

在胚胎发育到8个月左右,原始玻璃体内玻璃体动脉完全消失。若不退化或退化不完全,则形成永存玻璃体动脉。

(二)临床表现

(1)临床上无症状,或感觉眼前条索状黑影飘动。

(2)视盘直到晶状体后面的玻璃体内可见条索状、扇状或漏斗状灰白组织,可随眼球运动而反向运动。灰白组织内动脉可完全闭塞。也可以含有血液。

(3)视盘前或玻璃体中可见漂浮的囊肿。

(4)晶状体后极部玻璃体内有灰白致密混浊点,与晶状体接触。

(三)诊断

根据临床表现,可以诊断。

(四)鉴别诊断

1.玻璃体机化

玻璃体内组织不与视盘和晶状体相连,可发生于玻璃体任何部位。

2.后极部白内障

在晶状体后极部囊下可见混浊斑点,其后玻璃体正常。

3.视盘前增殖膜及其附近视网膜表面增殖膜

可部分或全部遮挡视盘,很少侵入玻璃体。

(五)治疗

(1)永存玻璃体动脉不影响视力时无须处理。

(2)残留的膜组织干扰光线进入眼内时,会影响视力发育,应行玻璃体切除手术。

(六)临床路径

1.询问病史

重点询问母亲怀孕史。

2.体格检查

视力、眼球位置、眼后节的情况,尤其视盘和玻璃体的情况。

3.辅助检查

超声扫描。

4.处理

玻璃体残留膜组织影响视力发育时,应行玻璃体切除手术。

5.预防

保证母体健康怀孕,有助于胎儿良好发育。

二、永存原始玻璃体增生症

(一)概述

永存原始玻璃体增生症是原始玻璃体未退化的结果。

(二)临床表现

(1)见于足月生产的婴儿或儿童,90％为单眼发病,伴有斜视、小眼球、浅前房、小晶状体。

(2)瞳孔区发白,瞳孔不易散大。

(3)晶状体后灰白膜组织,轴心部较厚。有时膜组织内可见永存玻璃体动脉。

(4)晶状体周围看到拉长的睫状突。

(5)晶状体后囊破裂、晶状体混浊及晶状体吸收变小,纤维组织长入晶状体内。

(6)偶见视盘周视网膜皱褶、视盘纤维增生伴玻璃体纤维条索。

(三)诊断

根据白瞳孔、晶状体后灰白膜组织、小眼球、浅前房和小晶状体等临床特征,可以诊断。

(四)鉴别诊断

1.早产儿视网膜病变

早产儿视网膜病变好发于早产儿,出生体重轻,有吸氧史。大多双眼发病,晶状体正常,其后玻璃体纤维组织增殖以及视网膜脱离。

2.视网膜母细胞瘤

通常双眼发病,无小眼球,B超提示有钙化。

3.家族性渗出性视网膜病变

多双眼发病,有家族史,荧光素血管造影和基因检测可协助鉴别诊断。

(五)治疗

(1)无有效药物治疗。

(2)行玻璃体切除手术。

(六)临床路径

1.询问病史

重点是母亲怀孕史。

2.体格检查

外眼和前后节均需详细检查。

3.辅助检查

眼B超检查。

4.处理

根据患眼病变情况,适合手术条件可考虑玻璃体切除手术。

5.预防

保证母亲怀孕期间胎儿正常发育,出生后应定期随诊。

三、遗传性玻璃体视网膜变性

(一)概述

遗传性玻璃体视网膜变性是一种常染色体显性遗传病。玻璃体视网膜病变有两种类型,只有眼部改变的称 Wegener 病,同时有眼部和全身改变的称 Sticker 病。

(二)临床表现

(1)中度或高度近视。

（2）晶状体后皮质点状混浊。

（3）玻璃体液化。

（4）赤道部可见白色，伴透明有孔的无血管膜。

（5）眼底脉络膜萎缩灶、周边视网膜血管旁色素沉着、血管白鞘和硬化。

（6）口面部形态及功能异常，骨骼及关节异常。

（7）常染色体显性遗传。

（三）诊断

根据中高度近视，晶状体、玻璃体和眼底的改变，可以诊断。

（四）鉴别诊断

1.早产儿视网膜病变

早产儿视网膜病变好发于早产儿，出生体重轻，有吸氧史。晶状体正常，其后玻璃体纤维组织增殖，无脉络膜萎缩及周边视网膜血管旁色素沉着、血管白鞘和硬化等。

2.永存玻璃体增生症

从视盘直到晶状体后玻璃体内有条索状、扇状或漏斗状灰白组织。无高度近视、无脉络膜萎缩、周边视网膜血管旁色素沉着、血管白鞘、硬化等。

3.玻璃体机化

组织可发生于玻璃体任何部位。很少合并高度近视、脉络膜萎缩及周边视网膜血管旁色素沉着、血管白鞘、硬化等。

（五）治疗

（1）对症治疗。

（2）活血化瘀、支持疗法。

（3）玻璃体膜广泛，影响视力发育，则予以手术治疗。

（六）临床路径

1.询问病史
注意有无家族史。

2.体格检查
主要检查眼前、后节，并进行验光。

3.辅助检查
全身骨骼、关节、口面部检查及实验室染色体检查。

4.处理

玻璃体膜广泛,影响视力时可行手术治疗。

5.预防

出生后密切随诊。

第二节 玻璃体变性和后脱离

一、玻璃体浮影

(一)概述

玻璃体浮影是由于玻璃体内漂浮的混浊物,在光线照射下投射到视网膜上形成的阴影。在明亮的背景下,眼前可出现飞蚊样漂动现象,所以又称为飞蚊症。可发生在老年性、高度近视眼玻璃体变性,或在炎症、出血、外伤、异物等因素影响下,玻璃体内透明质酸解聚,析出结合的水分,形成液化腔。同时组成玻璃体支架网的胶原细纤维发生变性,浓缩聚集而形成混浊体,形成点状、线状、蜘蛛网状等各种形态的漂浮物。玻璃体内漂浮物还可能是红细胞、白细胞、色素颗粒、肿瘤细胞、特异碎屑、寄生虫等。玻璃体浮影可分为生理性及病理性两类。

(二)临床表现

(1)眼前出现漂浮物,可隐匿发病或突然出现。

(2)可以单眼或双眼发生。

(3)生理性:①自觉眼前的漂浮物是较透明的;②偶尔出现,数目较少,可以数出;③不影响视力;④不会逐渐增多;⑤用检眼镜检查不一定能发现。

(4)病理性:①自觉眼前较多或数不清的漂浮物;②漂浮物逐渐增多或突然增多;③用检眼镜可见玻璃体内出现较多点状、片状及线状漂浮物;④漂浮物呈暗色,随眼球转动而漂浮。

(三)诊断

根据散瞳后玻璃体所见,可以诊断。

(四)鉴别诊断

玻璃体炎症:玻璃体尘状、白点状、灰白云块样炎性混浊,并有眼前节、后节的炎症反应。

(五)治疗

(1)对于生理性玻璃体漂浮物,无须治疗,可以观察。

(2)对于病理性玻璃体漂浮物,应查明发生原因,并进行针对性治疗。

(六)临床路径

1.询问病史

眼前有无漂动黑影,发生的速度,有无其他眼部不适。

2.体格检查

散瞳后以检眼镜、前置镜或三面镜详细检查玻璃体。

3.辅助检查

眼部 B 超检查。

4.处理

生理性者无须治疗,病理性者应针对发生原因进行治疗。

5.预防

控制发生玻璃体漂浮物的原发疾病。

二、玻璃体变性

(一)概述

玻璃体变性主要表现为玻璃体凝胶主体出现凝缩和液化,是透明质酸解聚的结果。玻璃体变性可发生在老年人、高度近视眼、玻璃体积血、眼外伤、玻璃体炎症、感染、玻璃体内药物治疗,以及视网膜激光、电凝、冷凝后。

(二)临床表现

1.玻璃体浮影

眼前出现各种形状的暗影。

2.老年性玻璃体变性

若出现急性玻璃体后脱离,眼前突然出现漂浮物,伴有闪光感。

3.高度近视眼玻璃体变性

与老年性玻璃体变性相似,但更易发生视网膜裂孔和脱离。

4.白星状闪辉症

玻璃体内可见数以百计的白色球形或碟形的小体,如雪球漂浮在玻璃体中。

5.眼胆固醇沉着症

液化的玻璃体内出现白色的结晶状体。

6.玻璃体淀粉样变性

可视力减退,玻璃体内可见线样或棉絮状混浊。有的与视网膜表面相粘连。

(三)诊断

(1)根据散瞳后玻璃体所见,可以诊断。

(2)眼部 B 超检查有助于诊断。

(四)鉴别诊断

玻璃体炎症 玻璃体尘状、白点状、灰白云块样炎性混浊,并有眼前节、后节的炎症反应。

(五)治疗

(1)如不影响视力,无须治疗。

(2)玻璃体淀粉样变性严重影响视力时,可考虑行玻璃体切割术。

(六)临床路径

1.询问病史

眼前有无黑影漂动,发生的速度,有无其他眼部不适。

2.体格检查

最好散瞳后以检眼镜、前置镜或三面镜详细检查玻璃体。

3.辅助检查

眼部 B 超检查。

4.处理

不影响视力时无须治疗,严重影响视力时可行玻璃体手术。

5.预防

无有效的预防措施。

三、玻璃体后脱离

(一)概述

在玻璃体发生液化的过程中,尚未液化的胶样玻璃体较水样液稍重。当玻璃体中央部形成的液腔逐渐扩大,但尚未移至后部玻璃体腔时,日常眼球活动可使液化玻璃体随之移动,胶样玻璃体下沉并前移,可导致玻璃体后皮质与视网膜分开,形成玻璃体后脱离(posterior vitreous detachment,PVD)。

(二)临床表现

(1)眼前出现不同形状的漂浮物,随眼球运动而改变位置。

(2)视物模糊,眼前闪光,常见于光线暗时,多位于颞侧。

(3)检查玻璃体可发现一个或多个分散的浅灰色玻璃体混浊物,常呈环形,悬浮于视盘之前,称为 Weiss 环。

(4)当眼球运动时,玻璃体内混浊的漂浮物来回移动。

(5)可有玻璃体积血,周边视网膜或视盘边缘出血。

(6)前玻璃体内出现色素性细胞。

(7)可有视网膜裂孔及视网膜脱离。

(8)可导致黄斑牵拉综合征或黄斑裂孔。

(三)诊断

(1)根据患者的自觉症状和散瞳后玻璃体内所见,可以诊断。

(2)眼部超声扫描可证实诊断。

(3)OCT 可协助诊断,尤其有助于黄斑牵拉综合征和黄斑裂孔的诊断。

(四)鉴别诊断

1.玻璃体炎症

可见玻璃体尘状、白点状、灰白云块样炎性混浊。玻璃体内细胞可见于前、后玻璃体。并有眼前节、后节的炎症反应。

2.闪辉暗点

患者自述眼前有锯齿形闪光,逐渐增大,有时呈多彩,持续大约 20 分钟后消失。其后可有或没有偏头痛。检查玻璃体和视网膜均无异常。

(五)治疗

(1)对于 PVD,无须治疗。

(2)如合并有视网膜裂孔,应尽快施行激光或冷凝治疗,以免发生视网膜脱离。

(3)若发生视网膜脱离应尽快采取手术治疗。

(4)若合并黄斑牵拉综合征或黄斑裂孔,可考虑玻璃体手术治疗。

(六)临床路径

1.询问病史

眼前有无飘动黑影,发生的速度,有无其他眼部不适。

2.体格检查

散瞳后以检眼镜(最好是间接检眼镜)、前置镜或三面镜详细检查玻璃体。

3.辅助检查

眼部 B 超检查、OCT 检查。

4.处理

PVD 无须治疗。如有视网膜裂孔、玻璃体积血、黄斑牵拉综合征或黄斑裂孔应给予相应的治疗。

5.预防

控制发生玻璃体液化的原发疾病。

第三节 玻璃体积血

一、概述

当视网膜、葡萄膜或巩膜血管破裂,使血液流入和积聚在玻璃体腔内时,称为玻璃体积血。玻璃体积血由多种原因引起,常见的有视网膜血管性疾病,如视网膜静脉周围炎、糖尿病性视网膜病变、视网膜静脉阻塞等,以及视网膜裂孔、眼外伤、手术、年龄相关性黄斑变性、外层渗出性视网膜病变、玻璃体后脱离、视网膜血管瘤、脉络膜黑色素瘤及系统性血管和血液病、蛛网膜下或硬脑膜下腔出血等。出血可进入玻璃体凝胶的间隙中。当玻璃体为一完整凝胶时,来自视网膜血管的出血常被局限于玻璃体与视网膜之间的间隙中,称为玻璃体后界膜下出血。玻璃体积血不仅影响视力,而且积血长期不吸收会导致玻璃体变性及增殖性病变。

二、临床表现

(1)少量出血时患者可有飞蚊症。出血前玻璃体对视网膜产生牵拉时,可有闪光感。出血量较多时可有暗点及红视症。大量出血则严重影响视力,直至无光感。

(2)后界膜下出血常不凝固,可随体位的变换而改变其形态。

(3)血液进入玻璃体凝胶的间隙后可凝固。少量积血玻璃体内可见灰尘状、条状、絮状血性浮游物。较多积血时玻璃体内出现形状不一的血凝块。新鲜积血的血凝块呈鲜红色,时间久则发暗,以后分解、吸收逐渐变成棕黄或灰白混浊。大量积血时玻璃体腔完全被积血充满,眼底不能窥入。

(4)玻璃体积血可发生玻璃体凝缩、玻璃体炎症、玻璃体机化、铁血黄色素沉着、溶血性青光眼和血影细胞青光眼等并发症。

（5）超声检查可提示玻璃体积血。

三、诊断

根据视力突然减退、眼前浮影飘动、玻璃体可见血性浮游物、出血混浊块等可以作出诊断。超声波检查提示玻璃体积血，可明确诊断。

四、鉴别诊断

（一）玻璃体变性

玻璃体可见点状、丝状、网状及块状混浊，无血性物，多无视力变化。

（二）玻璃体炎症

玻璃体尘状、白点状、灰白云块样炎性混浊，并有眼前节、后节的炎症反应。

五、治疗

（1）针对引起出血的病因治疗。

（2）新鲜积血时应减少活动，可用止血药物如云南白药、巴曲亭、酚磺乙胺等。陈旧积血给予碘剂、纤溶酶和透明质酸酶等。

（3）玻璃体混浊，积血不吸收，严重影响视力或反复积血者可行玻璃体切除手术。

六、临床路径

（一）询问病史

了解全身和对侧眼状况及既往治疗经过。

（二）体格检查

重点检查玻璃体和视网膜。

（三）辅助检查

眼部 B 超检查。

（四）处理

止血药物及病因治疗，反复积血或大量积血时可行玻璃体切除手术，清除积血。

（五）预防

控制原发病及手术消除积血原因。

第四节 玻璃体炎症

一、概述

常见的玻璃体炎症有感染性炎症和无菌性炎症。感染性炎症多因眼球破裂伤、内眼手术后细菌感染或长时间使用抗生素、免疫抑制剂后真菌感染所致。无菌性炎症多因葡萄膜炎引起。玻璃体炎性混浊是眼内炎的重要表现。严重的急性感染性眼内炎时玻璃体几乎完全变成灰白色浓稠状混浊,以致眼底红光反射消失。

二、临床表现

(1)视力下降。

(2)玻璃体呈尘状、白点状、絮状、灰白色云团状混浊。

(3)细菌性眼内炎时常有眼红、眼痛、角膜水肿、前房渗出、积脓、眼底红光反消失等改变。

(4)葡萄膜炎常伴有角膜后灰白色沉着物及前房内浮游体、瞳孔后粘连、视网膜水肿和渗出。

三、诊断

根据临床表现,特别是玻璃体的改变,可以作出诊断。房水和玻璃体液涂片细菌学/真菌学的检查和培养有助于感染性眼内炎诊断。血清学检查对葡萄膜炎的诊治提供了重要的依据。

四、鉴别诊断

(一)玻璃体变性

玻璃体混浊常呈网状、丝状及条块状混浊,长期无明显变化,多见于老年人和高度近视眼,一般视力不受影响,眼前节正常,无眼红、眼痛症状。

(二)玻璃体积血

玻璃体可见新鲜积血或棕黄色混浊,视力减退程度不一,无眼红、眼痛及眼前节炎症反应。患者常有糖尿病、高血压、视网膜动脉硬化以及眼外伤病史。

（三）其他原因的玻璃体混浊

其他原因的玻璃体混浊如玻璃体星状小体、淀粉样变等。视力正常或不同程度减退，无眼红、眼痛症状，眼前节正常。

五、治疗

（一）玻璃体感染性炎症

治疗针对病因，局部和全身应用抗生素或抗真菌药物，以及玻璃体切除手术。

（二）无菌性炎症

可局部及全身使用糖皮质激素以及免疫抑制剂。

六、临床路径

（一）询问病史

有无外伤、感染或葡萄膜炎的病史。

（二）体格检查

重点注意视力、眼前节、玻璃体及眼底的改变。

（三）辅助检查

前房水和玻璃体的细菌/真菌检查以及血清学检查有助于诊断。

（四）处理

根据玻璃体炎症的性质，采取药物及手术治疗。

（五）预防

避免眼外伤、长期使用抗生素和免疫抑制剂。内眼手术要严格执行无菌操作。玻璃体无菌性炎症时采用药物治疗，积极控制原发病。

第五节 玻璃体寄生虫

一、概述

玻璃体寄生虫多见猪囊尾蚴病。因食入猪肉绦虫的虫卵，在体内孵化成尾蚴随血流可进入眼内玻璃体及视网膜下,但以玻璃体内最为常见。

二、临床表现

(1)视力下降,其程度取决于囊尾蚴所在部位。

(2)视野中出现黑影晃动或局部缺损。

(3)检眼镜检查可见黄白色或灰白色半透明圆形囊尾蚴,其内可见致密的黄白色圆点,强光照射黄白点即囊尾蚴的头部可伸缩运动。

(4)可伴有葡萄膜炎、玻璃体混浊及视网膜脱离。

(5)血清酶联免疫吸附试验(ELISA)绦虫抗体检查呈阳性。

三、诊断

根据不同程度的视力减退、玻璃体或视网膜下有黄白色或灰白色半透明圆形囊尾蚴、在强光照射下可见猪囊尾蚴头部移动等临床特征,可明确诊断。

四、鉴别诊断

(一)玻璃体混浊

可见玻璃体条状、片状混浊,无黄白色或灰白色半透明圆形囊尾蚴虫体。

(二)视网膜肿物

实体不透明,边界不清或欠清,常有色素、出血及渗出性视网膜脱离。

(三)葡萄膜炎

玻璃体混浊,玻璃体和视网膜无圆形囊尾蚴虫体。

五、治疗

(1)行玻璃体切割术。

(2)全身服用驱囊虫药物。

六、临床路径

(一)询问病史

有无进食未经煮熟的染有囊虫的猪肉。

(二)体格检查

重点进行玻璃体和全身检查。

（三）辅助检查

超声扫描、CT 检查。

（四）处理

给予全身抗囊虫药物治疗及玻璃体切除手术。

（五）预防

讲究卫生，避免食用猪囊虫病猪肉。

参 考 文 献

［1］房修岭,赵昌涛,赵丹丹.现代眼科疾病诊疗［M］.广州:世界图书出版广东有限公司,2021.

［2］何宏伟.精编眼科诊断与治疗［M］.北京:科学技术文献出版社,2018.

［3］吴加亮.实用眼科临床诊疗［M］.北京:科学技术文献出版社,2019.

［4］李玲.现代眼科疾病诊疗学［M］.昆明:云南科技出版社,2020.

［5］王云,曹岐新,王建琴.实用眼科药物学［M］.贵阳:贵州科技出版社,2019.

［6］张雅丽.精编临床眼科诊疗学［M］.长春:吉林科学技术出版社,2020.

［7］顾秀丽.现代眼科疾病治疗学［M］.天津:天津科学技术出版社,2018.

［8］姚靖.实用眼科指南［M］.天津:天津科学技术出版社,2020.

［9］李妍.当代临床眼科诊疗［M］.长春:吉林科学技术出版社,2019.

［10］晁岱岭.眼科疾病临床诊疗要点［M］.南昌:江西科学技术出版社,2020.

［11］张艳,黄锐升,罗康.临床眼科疾病学［M］.哈尔滨:黑龙江科学技术出版社,2019.

［12］蒋黎琼,路璐.眼科诊疗实践［M］.南昌:江西科学技术出版社,2018.

［13］苏杰.眼科疾病临床诊疗［M］.北京:科学技术文献出版社,2019.

［14］姜蕾.眼科临床诊治基础与技巧［M］.长春:吉林科学技术出版社,2020.

［15］格日勒图.实用眼科疾病诊治［M］.北京:中国纺织出版社,2019.

［16］吴革平.耳鼻咽喉与眼科疾病临床诊疗技术［M］.济南:山东大学出版社,2021.

［17］郝艳洁.精编眼科疾病诊疗方法［M］.天津:天津科学技术出版社,2020.

［18］张爱霞.新编眼科常见病治疗方案［M］.南昌:江西科学技术出版社,2019.

［19］王文.眼科检查与诊疗技术［M］.哈尔滨:黑龙江科学技术出版社,2020.

［20］李艳丽.眼科检查技术与疾病概要［M］.沈阳:沈阳出版社,2020.

［21］田爱军.眼科疾病处置精要［M］.武汉:湖北科学技术出版社,2018.

［22］刘淑伟.临床眼科医师治疗手册［M］.武汉:湖北科学技术出版社,2020.

［23］赵华奇.眼科疾病临床实用技术［M］.北京:科学技术文献出版社,2019.

［24］吕天伟.现代眼科常见疾病诊疗［M］.南昌:江西科学技术出版社,2019.

［25］鲍莹.眼科疾病的现代诊断与治疗［M］.北京:科学技术文献出版社,2020.

［26］徐哲.眼科手术操作与技术突破［M］.长春:吉林科学技术出版社,2019.

［27］刘汉生,唐罗生.眼科功能影像检查［M］.北京:科学出版社,2021.

［28］彭剑晖.眼科疾病检查与治疗［M］.昆明:云南科技出版社,2018.

［29］黄静.实用眼科疾病诊治［M］.天津:天津科学技术出版社,2019.

［30］马伊.新编眼科疾病诊疗学［M］.天津:天津科学技术出版社,2020.

［31］赵晓芳.临床眼科诊疗常规［M］.长春:吉林科学技术出版社,2019.

［32］秦莹.实用眼科疾病理论与实践［M］.北京:科学技术文献出版社,2018.

［33］张鸿.眼科临床检查与诊治技巧［M］.昆明:云南科技出版社,2020.

［34］万道红.眼科检查技术与疾病治疗［M］.长春:吉林科学技术出版社,2019.

［35］沈健,胥利平,付琳.眼科临床技能操作［M］.北京:科学出版社,2021.

［36］苏静静,郭萍,赵善瑶,等.睑缘炎相关性角结膜病变的诊断与治疗［J］.精准医学杂志,2019,34(5):460-463.

［37］华志翔,杨晋.气候性滴状角膜变性的危险因素及发病机制的研究进展［J］.国际眼科杂志,2020,20(10):1744-1747.

［38］程育宏,吉梦,齐赟,等.微创玻璃体切除联合无菌空气填充治疗玻璃体视网膜手术后孔源性视网膜脱离［J］.国际眼科杂志,2021,21(2):360-363.

［39］徐建江.角膜缘板层移植术治疗边缘性角膜变性［J］.中国眼耳鼻喉科杂志,2019,19(4):230-231.

［40］张菡.普拉洛芬联合重组牛碱性成纤维细胞生长因子治疗过敏性结膜炎的疗效及对干眼症预防效果［J］.医学理论与实践,2021,34(7):1177-1178.